· 完美人生系列丛书 ·

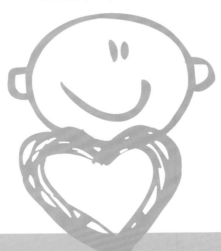

完美宝贝加减法（教养篇）

# 教出一个好宝贝的52个细节

⊙ 兰政文　编著

U0346436

中国中医药出版社
· 北 京 ·

**图书在版编目（CIP）数据**

完美宝贝加减法：教出一个好宝贝的 52 个细节 / 兰政文编著 . —2 版 .
—北京：中国中医药出版社，2017.7
（完美人生系列）
ISBN 978-7-5132-4077-2

Ⅰ . ①完… Ⅱ . ①兰… Ⅲ . ①婴幼儿—哺育—基本知识 ②婴幼
儿—家庭教育 Ⅳ . ① R174 ② G781

中国版本图书馆 CIP 数据核字（2017）第 055704 号

---

中国中医药出版社出版

北京市朝阳区北三环东路 28 号易亨大厦 16 层
邮政编码　100013
传真　010 64405750
廊坊市晶艺印务有限公司印刷
各地新华书店经销

开本 880×1230　1/24　印张 9　字数 175 千字
2017 年 7 月第 2 版　2017 年 7 月第 1 次印刷
书号　ISBN 978 – 7 – 5132 – 4077 – 2

定价　39.80 元
网址　www.cptcm.com

社 长 热 线　010-64405720
购 书 热 线　010-89535836
侵 权 打 假　010-64405753

微信服务号　zgzyycbs
微商城网址　https://kdt.im/LIdUGr
官方微博　http://e.weibo.com/cptcm
天猫旗舰店网址　https://zgzyycbs.tmall.com

如有印装质量问题请与本社出版部联系（010 64405510）

目录

# 加上细心减去粗心，为宝宝成长护航

完美宝贝加减法

教出一个好宝贝的 52 个细节

# 加上耐心减去急躁，为宝宝 *心灵塑形*

完美宝贝加减法

教出一个好宝贝的 **52** 个细节

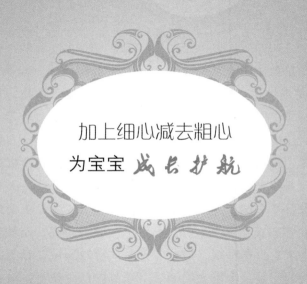

加上细心减去粗心

为宝宝 成长护航

# 细节①
# 宝宝活动，安全第一

健康的宝宝总是活泼好动的，而勤于活动又可促进体格与智力发育，无疑是一件大好事。但活动又暗藏着不安全的因素，往往成为宝宝出事的契机，诸如摔倒、跌伤等等。切莫小看这类事故，轻者招来痛苦，重者可危及宝宝的生命。举个例子，健康报曾报道一个小女孩昏迷达 11 年之久。经医生采用颅脑 CT 检查发现，造成患儿昏迷的直接凶手是一个巨大的颅内血肿。那么，这个血肿又是源自何处呢？追问其父母才知道，患儿 1 岁时曾不慎从床上摔下，引起颅内出血，但体表没有伤痕，未能引起家长的重视，加上小孩不会说话，以致所出的血液瘀积于颅内并逐渐形成血肿，压

迫脑组织而成为植物人。由此可见，树立起"宝宝活动，安全第一"的意识有多么重要。

☺ **宝宝最易出事的时段**

一份关于儿童事故的调查资料显示，一年中虽然每天都有出事的可能性，但以 5、7、9、11 月等几个月的出事频率较高。例如 5 月份，宝宝对一些游戏器械已相当熟悉，甚至产生烦腻感，便开始探索一些更新更有刺激性的活动，故易摔跤或跌伤；7 月份天气炎热，注意力难以集中，且出汗多，易打滑；9 月份时，刚刚度过暑假，玩心还未收回，一旦有机会活动，他们是不肯放过的；而在 11 月份，气温与环境都较怡人，故成为儿童一年

中各种活动开展得最多的季节，因而发生事故的几率增加，高于其他月份。

至于一天之中，宝宝惹是非、招麻烦大多在下午三四点钟后到傍晚这段时间，其原因与人体的生理调节有关。以体温为例，早上偏低，上午渐渐升高，下午4点左右升到一天中的高峰，因而早上忍耐力强，随着体温逐渐上升，忍耐力逐渐减弱，而精力、体力、情绪也随之变化。到傍晚时，宝宝易动性增强，自制力最差，故易出事。

了解了这一规律，父母、幼儿园或小学的老师可要注意了，在这些时间段要格外关注宝宝的安全，避免事故发生。

### ☺ 容易出事的宝宝

凡是宝宝都有出事的可能，但比较起来，以下几种孩子出事的几率较高：

一是智力较低的宝宝，他们往往不能对事故进行全面的理解和正确的判断，在遇险时常常不知所措。

二是体格发育较晚的宝宝，由于手脚功能较差，体力弱，灵活性差，面对紧急情况缺乏应变能力。

三是好动、注意力不易集中的宝宝，这些孩子易冲动、好胜、倔犟、脾气暴躁，容易与小伙伴发生冲突而滋事，甚至打架斗殴。

四是动作迟钝、依赖性强、神经质的宝宝，容易出事而遭受伤害。

假如你的宝宝属于上述中的一种，就应当在安全上多花点心思，给予特别照看，以保无虞。

### ☺ 不慎摔倒怎么办

如果孩子不慎摔倒了，该怎么办呢？生活中最常见到的场面是：父母马上跑过去抱起来，或者喂奶，或者给点零食，哄住孩子不哭了事。其实，这是一种缺乏医学常识的举动。正确之举是：应仔细观察并判断孩子是否受伤以及伤势轻重，并决定是否去医院。具体不妨"一看"、"二问"、"三查"。

一看：看孩子倒地时的姿势与状态，如看脸色是否异常，手脚是否能动，身上有无外伤或起青包、出血、血肿等。

二问：询问宝宝什么地方疼痛，胸部、肚子、头部有无不适的感觉。

三查：检查全身各个关节是否有问题。先让孩子做几次蹲下、起立的动作，接着让孩子伸展胳膊、活动手腕、左右转头。再让孩子反复做几次弯腰和挺身动作。最后让孩子张口，看牙齿有无松动或脱落、口腔有无破损。即使上述检查完全没有问题，还要继续观察 1 ~ 2 天。主要观察宝宝的大小便有无变化，如大便变黑、小便呈血色或黑色等。一旦发现异常，应及时送医院，千万不可掉以轻心。

☺ 减少宝宝受伤的策略

首要一条是加强对宝宝手脚活动的训练，让他们学会"跌倒"，增强自我保护能力。大人都有这样的经验，当你要摔倒时，会不自觉地迅速保护人体最重要的部位，如立即闭上眼睛以保护眼球，用手抱住头部以防头受伤，在着地时用手臂支撑一下防止摔伤面部器官等。而孩子的手却缺乏这样的"本领"，以致摔倒时脸面着地，或碰掉门牙，或摔破鼻子，甚至刺伤眼睛。为什么会这样呢？那就是大人给孩子的手提供的训练机会太少了。如父母在孩子学步的过程中总是牵着孩子的手，孩子便丧失了体会手臂在摔倒时的用场。再如，怕孩子摔倒而过多地限制他们的活动，不让荡秋千、玩攀登架，致使他们的胳膊与臂力得不到足够的锻炼，保持平衡的能力得不到加强，一旦突然摔倒，便无法自我保护而酿成悲剧。因此，家长要鼓励孩子多活动，特别是多做锻炼手脚的活动，以获得足够的自我保护能力，即使跌倒了，也会将损伤减少到最低程度。

最后一点，训练宝宝走路期间，少用或不用学步车。最好选择平坦安全的地方，如草坪等处，让他独立行走。开始时可能摇摇晃晃，走不稳当，但他们可以放开手脚，自己去体验、去摸索，在提高行走能力的同时增强把握平衡的本领，特别是发挥两手在活动与自我保护中的积极作用。

说到妈妈的吻，你的耳旁一定会响起这样的歌声："妈妈曾给我多少吻，吻干我脸上的泪花，温暖我那幼小的心。妈妈的吻，甜蜜的吻，叫我思念到如今……"的确，妈妈的吻温暖而又甜蜜，如同春风化雨，在孩子的健康成长尤其是精神发育方面具有独特的作用。

☺ 妈妈的吻功效卓著

❀ 促进触觉发展 早在娘胎里，小家伙就开始喜欢妈妈的抚摸了——如果你用手轻轻地抚触崛起的肚子，他会感到非常惬意。出生以后，对充满母爱的皮肤接触更为依恋。哪怕母亲一个小小的不经意拥抱或亲吻，对他的触觉功能发展都是一种良性刺激，

增加他的触觉经验积累，是他学习人际交往的起步。

从感觉发育的进程看，触觉系统早在胎儿时期就已经发展。触觉是一种很重要的感觉，通过皮肤接受物体的感觉、冷热温度与痛痒等刺激，而皮肤覆盖体表，在人体所占的比例最大，故触觉经验对孩子日后的操作能力、情绪与人际交往有着巨大的影响。

到了婴儿期，触觉功能的发展意义更大：首先，宝宝能从被触摸中感受到爱。道理很简单，生命的存在与壮大不仅需要吃喝拉撒睡等物质关怀，也需要母亲的爱等精神食粮来滋养，而妈妈的触摸或亲吻无疑是输送母爱的渠道之一。同时，在母亲的触摸及

亲吻中，宝宝的触觉神经得以学习如何处理来自外界的刺激，学习判断与识别刺激的性质与重点，逐渐分辨哪些刺激是安全的，哪些是需要避让的，进而做出灵敏且安全的应答。

其次，随着自身触觉功能的发展，手脚等肢体的活动能力得以提升，能做更多更高级的动作，如抓握玩具或练习爬行，接触的环境越来越广泛，利用触觉辨认环境的能力日益增强，学习新事物的兴致相应提高，从而扩展与孩子或大人互动的机会，有助于社交能力的培养。

另外，据专家观察，假若一个孩子在婴儿期的触觉经验没有得到满足，长大后有可能会对特定的触觉刺激产生依赖，这也是某些孩子出现恋物现象的症结之一。例如，非要抱着小毯子才睡得着，习惯啃咬手指等。因此，妈妈多拥抱与亲吻孩子，使小婴儿充分感受到母子间亲密的关系，最大限度地满足其心理需求，则可尽早摆脱依赖，增强独立生活的能力。

❀ **提升免疫力** 这样的生活场景

你肯定见过：当宝宝在游戏或玩耍中不慎受伤，如手指碰痛时，妈妈抱着他轻轻地吻一吻手指痛处，宝宝的脸随即阴雨转晴而破涕为笑——妈妈的吻如此神奇，如同一剂止痛灵丹，有科学道理吗？

科学家的回答是肯定的，他们在长期的探索中发现，人脑的某些细胞膜上有一种特别的结构——吗啡受体，一旦与吗啡结合，即可产生欣快感，吸食鸦片（含有吗啡）镇痛的奥秘就在这里。可你知道吗？人脑本身就能产生吗啡，这是一种与自然界吗啡的化学结构相似的物质，被称为"内生吗啡"，同样能止痛并产生快感，故又称为快感荷尔蒙。不难明白，一个人的痛觉是敏锐还是迟钝、精神上是愉快还是烦忧或抑郁，在相当程度上取决于脑内产生的"内生吗啡"是多还是少。而人与人之间的关爱，就能够促进脑内"内生吗啡"的分泌量增加。换言之，妈妈的吻使宝宝体内产生了"内生吗啡"，因而能使疼痛减轻或消失。

不仅如此，妈妈的吻还有提高宝宝免疫力的作用。原来，通过和孩子亲吻，母亲从孩子嘴里吸进并吞咽了他的细菌，细菌刺激母体，使母体产生了相应的抗体，然后抗体又通过哺乳返回到宝宝体内，宝宝便获得了抵御这类疾病的"秘密武器"。

※ 滋养心理　母亲柔软的嘴唇接触宝宝，有助于宝宝的神经松弛，产生舒适感，堪称为宝宝的最佳心理稳定剂。

☺ 亲吻有时也惹祸

说了这么多亲吻宝宝的好处，是不是亲吻可以随意为之、多多益善呢？也不是。儿童保健专家告诉我们：母亲的吻有时候是不宜的，因为可能给孩子招惹麻烦。对此，你或许将信将疑，那就举个例子吧：刚满周岁的当当，生日后的第二天就因高烧不退住进了医院，医生诊断为急性化脓性扁桃体炎。原来是生日那天，妈妈非常高兴，亲了他好几次，而当当的体质一直较弱，妈妈又患有慢性扁桃体炎，口腔里的细菌趁机跑进了孩子的咽部，侵犯稚嫩的扁桃体而发炎。挂了几天盐水，当当才逐渐好转。

瞧，本来是好事的亲吻就这样变成了坏事，原因何在呢？亲吻时妈妈的口唇同宝宝的口唇零距离接触，潜藏在妈妈口腔里的病原微生物（如病毒或细菌），通过唾液传给了宝宝，大人的抗病能力强，而孩子的免疫系统稚嫩，制造抗体的能力较弱，故大人安然无恙而宝宝却"不堪一击"。由此可见，当妈妈患有疾病时，亲吻就可能成为传播疾病的一种媒介了。尤其是母亲处于以下几种情况时，极易通过亲吻将疾病传给宝宝：

| | |
|---|---|
| 情况1 | 感冒时，母亲的鼻咽部寄生有细菌或病毒 |
| 情况2 | 流行性腮腺炎时，母亲的唾液中含有腮腺炎病毒 |
| 情况3 | 红眼病，如流行性结膜炎 |
| 情况4 | 面部癣疹、疖肿等皮肤病 |

| 情况 5 | 口腔炎症，如牙龈炎、牙髓炎、龋齿及溃疡 |
|---|---|
| 情况 6 | 扁桃体炎时，唾液中含有葡萄球菌、链球菌 |
| 情况 7 | 病毒性肝炎 |
| 情况 8 | 慢性胃炎时，母亲唾液中的幽门螺杆菌潜入宝宝的口腔，进而蹿入胃中作祟，引起胃黏膜发炎 |
| 情况 9 | 母亲若抽烟或喝酒，口腔气息中存在大量的一氧化碳、二氧化碳、氰氢酸、烟焦油、尼古丁等有害物质，侵入宝宝体内可损害心、肺等脏器以及神经系统 |

此外，化妆品的毒性作用对宝宝的"潜移默化"也不可小视。比如，宝宝的皮肤格外娇嫩，皮脂腺尚未成熟，皮脂分泌少，抗毒能力弱，一旦遭遇成人化妆品中的不利成分，过敏症状便会"立杆见影"地"亮相"。另外，宝宝的皮肤吸收能力较强，容易吸收化妆品中的铅、雌激素以及香料，有引起慢性铅中毒、性早熟等病症之虞，不可不防。

☺ 趋利避害有技巧

看来，妈妈的吻有利也有弊，为了将亲吻的好处发挥到极至，将其危害减到最低程度，以下几点技巧不可不知：

| 技巧 1 | 妈妈的健康状态良好，没有传染病时，可以亲吻宝宝，一旦患病，尤其是传染病缠身，不但不要亲吻孩子，还应根据病情予以隔离 |
|---|---|
| 技巧 2 | 选择亲吻的部位，如宝宝的小手、额头、耳垂等离口腔稍远的部位，不要直对宝宝的嘴唇或口腔 |
| 技巧 3 | 吻前要脱掉工作服，洗脸洗手，使用了唇膏、护肤品者，先要洗净化妆品，再吻宝宝 |
| 技巧 4 | 谢绝健康状况不明的亲朋好友吻宝宝 |

"洗刷刷,洗刷刷……"一首轻快明亮的流行歌曲,将"卫生扫除"表现得轻松而又浪漫。不过,对于刚刚出生或出生不久的小宝宝,"洗刷刷"可没有这么轻松,而是一项富含学问的"系统工程"。你要想成为称职的父母,不可不掌握相关的技巧哦。

☺ 眼部"洗刷刷"

宝宝初出娘胎,小小的眼睛上蒙着一层灰白色的东西,医学上称为"胎脂",不要误认成眼屎。

"洗刷刷"原则:胎脂有保护作用,多在出生后一两天内自行吸收,不必处理。需要清洗的只是眼眶及其周围,可用一条四角方巾,用温水浸湿后拧干,将方巾的一角卷在手指上,轻轻擦洗即可。

"洗刷刷"重点:清理眼屎。

宝宝生眼屎,可能与以下因素有关:

| 因素1 | 小宝宝代谢旺盛,加上鼻泪管较短,开口部的瓣膜发育不全,导致眼泪无法顺利排出而引起眼屎堆积,此种眼屎外观常呈白色黏液状 |
| --- | --- |
| 因素2 | 两三个月的宝宝,早上醒来可能有点眼屎,乃因这个阶段的眼睫毛容易向内生长,眼球受到摩擦刺激所致,一般到了1岁左右,睫毛自然向外生长,眼屎便渐渐少了 |

| 因素3 | 新生儿眼屎多，常常是结膜炎作祟，如宝宝从母体内娩出时，产道内的病菌侵入眼中，或者大人用不清洁的手或毛巾擦了宝宝的眼睛等，"真凶"多为淋球菌、金黄色葡萄球菌等，眼屎常为黄色黏稠状 |
| --- | --- |

清理技巧：

❀技巧1　用消毒棉签蘸上微湿的凉开水或无菌生理盐水，从内眼角到外眼角轻轻地擦拭眼屎。

❀技巧2　新生儿结膜炎应积极治疗，常用抗生素滴眼液点眼（如0.5%卡那霉素与新霉素眼药水），每2~3小时1次，每次各在一侧眼中滴入药液1~2滴。

滴眼方法：背着光线，将宝宝抱起来，轻轻地上下摇动上身和头部，宝宝会自动睁开双眼，大人抓住时机将眼药水滴在下眼睑里面。注意：点药时不要让眼药瓶碰到宝宝的下眼睑，否则他会马上闭眼而无法滴药。

❀技巧3　若为鼻泪管发育不全所引起，大人可每天用手在宝宝的鼻梁处轻柔地按摩，以促进鼻泪管畅通。

☺鼻部"洗刷刷"

初生宝宝的鼻腔里可有少量分泌物，大多为羊水与胎脂，并非通常所说的鼻屎。

"洗刷刷"原则：鼻腔内的少量分泌物大都会随着打喷嚏而排出，故平时只需清洗鼻腔外部就行了。

"洗刷刷"重点：清理鼻屎。

宝宝有时吐奶，致使奶汁从鼻腔流出而留下奶垢，加上呼吸时带入的空气尘埃，混合而形成鼻屎。

清理技巧：

❀技巧1　将宝宝抱至光线充足处，用消毒棉签蘸点凉开水或生理盐水，轻轻地伸进鼻子内侧顺时针旋转，即可达到目的。

❀技巧2　如果鼻涕黏稠，可先用温热的毛巾在宝宝的鼻子上进行热敷，待鼻黏膜遇热后，鼻腔变得通畅，鼻涕便会水化而流出来。

❀技巧3　必要时可在医生的指导下使用吸鼻器。

☺耳部"洗刷刷"

与眼、鼻等器官一样，小宝宝的

耳部也覆盖有胎脂，不必处理。

"洗刷刷"原则：大人将一张四角方巾沾湿后拧干，将方巾的一角卷在手指上，轻轻擦洗耳郭与外耳部位（耳洞之外的部分）。也可在洗澡后，用消毒棉签伸入宝宝的耳朵（不超过1厘米），轻轻旋转，即可吸干水分，清除秽物。

"洗刷刷"重点：清理耳屎。

耳朵里有一种特殊的腺体，叫做耵聍腺，分泌一种称为耵聍的物质，俗称"耳垢"或"耳屎"。通常为干性，片状小块，淡黄色或棕黄色。与眼屎和鼻屎不同，耳屎是负有生理使命的，如阻挡灰尘、蚊蝇等入侵耳道；防止打雷、爆炸或鞭炮声等过强的声波损伤听力；阻止脏水侵袭，防止感染性疾病（如外耳道炎、中耳炎）发生等。同时，耳屎一般可随咀嚼、张口或打哈欠等活动，借助于下颌等关节的运动而自行脱落并排出耳道，故顺其自然为好。

如果耳屎积存过多、变干，甚至塞满耳道，又不能自行排出，妨碍听力，或因耳部堵塞而诱发感染及耳鸣等，就需要清理了。

清理技巧：

❀ 第1步　在宝宝临睡前滴入1～2滴耳药水。滴药时让他睡在床上或者抱在你的膝盖上，头部取侧位，使其健耳在上，病耳在下，药水滴入后保持这种体位2分钟，防止药水流出耳外。

❀ 第2步　在病耳内塞一个用消毒棉球做成的耳塞。次日取出耳塞，耳屎可能粘在上面而被清除掉。

如果上述方法无效，应到医院请医生处置。

☺ 脐部"洗刷刷"

脐带是宝宝在母亲肚子里与母体联系的唯一通道（作用是输送营养物质与氧气），出生后在24～48小时里自然干瘪，3～4天后开始脱落，10天到半个月自行愈合，形成肚脐眼，永远地留下胎儿时期母子相连的印记。

"洗刷刷"原则：宝宝满月后方可清洗肚脐，若有发炎征象须及时就医。

"洗刷刷"重点：护理脐部。

| | |
|---|---|
| 细节 1 | 宝宝出生时，脐带断端已由医生处理完毕并用绷带包好，24 小时之内不要打开，也不要洗浴 |
| 细节 2 | 出生后 24 小时，可打开消毒纱布观察脐部，正常脐带断端可能有点儿潮湿，呈蓝白色，没有肉芽、脓性分泌物、红肿及臭味，如果有异样则要及时看医生 |
| 细节 3 | 宝宝满月，脐带愈合并干燥后，才能让肚脐碰水 |
| 细节 4 | 大人每次护理时要洗净双手，并保证宝宝的衣着与包被清洁干净，以保持脐带断端始终处于无菌状态，防止发炎 |
| 细节 5 | 宝宝尿、便之后要及时更换尿布，并清洗臀部及会阴部，防止污染或浸渍脐部 |

☺ 屁股"洗刷刷"

小宝宝的皮肤本来就娇嫩，小屁股尤甚，皮肤薄，皮脂腺与汗腺功能不成熟，屏障功能差，加上每天都要接触尿液、粪便或外界环境的种种刺激物、致敏物，故容易受害而形成红臀。

"洗刷刷"原则：勤于清洗，每次大便后必须清洗干净。冬、春等气温低的季节要注意保暖。不能用洗脸水和洗脚水洗屁股。浴盆、毛巾要专用。浴盆最好选择金属制品，便于将毛巾放入水中煮沸消毒，晾凉至 40℃ 左右使用，目的是将自来水、毛巾和水盆上的细菌彻底消灭。

"洗刷刷"重点：防止红臀。

红臀俗称"红屁股"，主要因大、小便的刺激或尿布的摩擦损伤所造成。

洗浴技巧：

❀ 技巧 1　洗浴水温适宜（36℃～37℃），大人可先用手试一试，不能有烫手的感觉。

❀ 技巧 2　使用质地柔软的小毛巾或纱布洗屁股，用后要搓洗干净，并放在阳光下晾晒备用。

❀ 技巧 3　选择合理的清洗方式。清洗小屁股的方式有两种：一种是"床边洗"，适合于冬季。做法：宝宝睡在床边，上身用小被子盖好，大人用左手提起他的两条腿，小盆置于小屁股下，右手用小毛巾从上往下洗净，最后擦干。另一种为"把尿式"，适合于四五个月后的婴儿。做法是：一人将孩子抱成"把尿式"姿势，另一人蹲在孩子的对面，从上往下洗。

❀技巧4　无论采用哪种方式，清洗顺序必须自上而下，即先洗尿道处，再洗肛门周围，防止肛门部位的细菌污染尿道口。这一点对女婴尤为重要，因为女婴的尿道口离肛门近，更容易遭受感染。

❀技巧5　洗完小屁股之后，涂上润肤露或10%鞣酸软膏。

☺头部"洗刷刷"

小宝宝的皮脂分泌旺盛，导致皮脂堆积于头皮，形成垢壳，谓之头皮垢。头皮垢不仅可诱发头皮发炎，而且有堵塞毛孔、阻碍头发生长之虞。

"洗刷刷"原则：洗头水的温度适宜（37℃～38℃）；选用婴儿皂或硼酸皂（成人肥皂的碱性过强，会损伤宝宝的皮脂与头发）；莫用手指抠宝宝的头皮，要用整个手掌清洗，发挥按摩头皮的功效；夏季宜勤洗头，与洗澡同时进行，而冬、春季每隔3～4天

洗1次就够了。

"洗刷刷"重点：清理头皮垢。

宝宝刚出生时，头皮表面有一层油脂，是皮肤和上皮细胞的分泌物所形成的黄白色物质，又称脂溢性分泌物。若长时间不清洗，脂溢性分泌物加上灰尘聚集在一起，即形成厚厚的痂壳，即叫头皮垢。

清理技巧：

❀技巧1　较厚的头皮垢，宜用烧开后晾凉的植物油（最好是橄榄油，花生油或菜油也可以），涂敷薄薄的一层，较厚处还可用油纱布包裹几小时，再用温水洗掉。

❀技巧2　小宝宝的颅骨柔软，发丝柔嫩，理发容易损伤头皮，诱发感染，故出生后3个月内不要理发。头发长了可用剪刀修剪，既可以保持头部整洁，还能刺激毛发生长。

❀技巧3　给小宝宝梳理头发时，应选择齿软而呈锯齿状的梳子，避免伤及头发与头皮。

## 细节④
## 教会宝宝擤鼻涕

鼻涕由鼻腔黏膜不断分泌的黏液所形成，作用是过滤、保湿、保温所吸入的空气，并粘住空气中的粉尘和微生物，避免潜入肺内。可见，鼻涕有益于健康，对人体的呼吸道有一定的保护作用，不要厌恶它。

据专家估算，一个正常成人每天可分泌鼻涕达数百毫升之多，但大都顺着鼻黏膜纤毛运动的方向，流向了鼻后孔与咽部，逐渐蒸发了，所以鼻孔前看不到鼻涕的踪影。孩子则不一样，一来鼻腔黏膜的血管较成人丰富，分泌物更多；二来神经系统对鼻黏膜分泌及纤毛运动的调节功能不健全，

因而不时有清鼻涕从鼻孔流出；三来孩子对流出的鼻涕不善于擦掉，加上啼哭的机会多，致使泪水流入鼻腔，因而从幼儿期到小学阶段都显得鼻涕较多，只要没有其他不适或特殊症状，随着年龄的增长可自然减轻，不必烦恼或担忧。

☺ 鼻涕报警疾病

不过，如果宝宝鼻涕太多，且有颜色、浓度的变化，则应考虑攀上鼻病的可能。此时，仔细观察鼻涕的稀薄或黏稠、透明或混浊，以及五颜六色的变化，可以初步判断宝宝得了什么鼻病，以便有的放矢地拟订治疗方案。

| 清水样鼻涕 | 分泌物稀薄、透明，如清水样，多见于感冒初期，由于鼻腔黏膜充血肿胀，腺体分泌增多而形成鼻涕，开始为清水样，3～5天后渐为脓涕，以后逐渐痊愈 |
|---|---|
| 黏脓性鼻涕 | 多见于感冒后期，随着感冒的痊愈，黏脓性鼻涕内的脓性成分逐渐减少；另外，黏脓性鼻涕也是副鼻窦炎的主要症状，特别是得了感冒，病程超过10天，仍流黏脓性鼻涕，要考虑是否患了副鼻窦炎 |
| 黄脓鼻涕 | 常见于较重的副鼻窦炎，脓液臭味明显 |
| 绿色痂片状鼻涕痂 | 多为脓涕干燥后形成的薄痂，有特殊的臭味，乃是萎缩性鼻炎的特征，又称臭鼻症 |
| 血性鼻涕 | 鼻涕中带有血丝或小血块，呈粉红色，鼻外伤、炎症、异物以及维生素C和K缺乏症等全身性疾病，都可有血性鼻涕亮相 |
| 常流清涕并伴有鼻塞、鼻痒、打喷嚏等症状 | 尤其清晨起床后明显，可能患有过敏性鼻炎 |
| 一侧鼻腔有臭味，流脓涕，或涕中带血丝，提示鼻腔内存在异物 | 多发生于3岁左右的孩子，玩耍时因好奇，常把纸张、豆类、花生米等塞入鼻腔，待水分被吸收后发生腐败而产生臭味 |
| 单侧流鼻涕，难以擤出，鼻孔不通气，睡觉时打呼噜 | 乃是鼻息肉的信号 |
| 总是拖着长长的鼻涕，说话鼻音重，睡眠时鼻子不通气，呼噜响亮，而且总长不胖 | 要考虑腺样体肥大 |

☺ **教会宝宝擤鼻涕**

宝宝老是流鼻涕，怎么办呢？首先要分清鼻涕的性质。刚才说过，由于生理特点，宝宝的鼻涕本来就比大人多而明显，如果没有颜色与浓度的改变，全身也没有不适与特殊症状，说明鼻涕属于生理现象，不必特殊处理，只需教给孩子正确擤鼻涕的方法，并经常注意保持鼻部的清洁卫生就行了。

生活中，不少宝宝是这样对付鼻涕的：用鼻子将鼻涕吸进鼻孔里（不一会儿鼻涕又流出来，像两条小虫在嘴唇上晃动，"鼻涕虫"由此得名）；或用手指捏住两侧鼻孔，用力将鼻涕擤出等。这两种方法都不对，因为鼻涕在吸附、过滤和清洁吸入空气的过程中，不可避免地带有灰尘、细菌和病毒等有害物，如果向鼻腔里面吸，会将肮脏的鼻涕咽入腹中，刺激胃黏膜，诱发恶心、呕吐；至于将两侧鼻孔都捏住擤鼻涕，会迫使鼻涕向鼻后孔、咽鼓管以及鼻窦腔喷溅，细菌、病毒等乘机窜入耳内与鼻窦作案，一些孩子的中耳炎或鼻窦炎就是这样得来的。根据美国有关专家的试验，在咳嗽、打喷嚏与擤鼻涕三种方式中，前两者都不会使鼻黏膜的分泌液窜进鼻窦里，唯独擤鼻涕例外，能使鼻涕充满鼻窦，并使之变成细菌孳生的温床。

显然，教给宝宝正确擤鼻涕的方法，是减少鼻涕惹祸的最佳途径。正确方法是：用手指压住一侧鼻孔，用力向外呼气，先将对侧鼻孔的鼻涕擤出来。再用同样的方法，擤出另外一侧鼻孔里的鼻涕。如果鼻子不通气，鼻涕不易擤出，可先向鼻孔滴入低浓度的麻黄素滴鼻液，让鼻子肿胀减轻后再将鼻涕擤出。

训练宝宝正确擤鼻涕，应先从一个鼻孔开始，父母拿起孩子的拇指，先轻轻按住他的一个鼻孔，然后用另外一个鼻孔呼气，擤出鼻涕；待孩子基本掌握了，再如法炮制，训练余下一个鼻孔。最后训练孩子两个鼻孔交替进行。此项训练何时列入"教程"呢？从孩子的发育进程看，一般要在会讲话以后才能开始学习擤鼻涕，因为要把气流从鼻子擤出来，牵涉到气流的控制及舌头的运用等比较复杂的动作。

正确擤鼻涕，有的宝宝可能一学就会，甚至"无师自通"，有的可能老是学不会，需要家长耐心训练。在宝宝尚未掌握正确的方法之前，父母不妨定期用消毒棉签或吸鼻器将明显的鼻涕清除，必要时可向耳鼻喉科医生求助。

## ☺ 病理性鼻涕要治本

对于病理性鼻涕，诸如上述种种鼻病引起者，则要找准病因进行治疗，病因消除了，流鼻涕的现象自然减轻甚至消失。同时辅以下述措施，效果会更好。

❀ 营造环境　一般说来，1岁以下的宝宝很少与过敏性鼻炎或是鼻窦炎结缘，因为免疫系统与鼻窦尚未发育完成，但很容易对环境、空气中的刺激产生反应，故做好环境的控管很重要。首先是室内温度，由于鼻黏膜易受温度的影响，过高或过低的气温都容易让孩子的鼻黏膜过量分泌，导致鼻涕增多，故夏季可用空调等设施将室温控制在25℃～27℃；而冬季空气太干也不好，将相对湿度调整在60%～80%最好。同时，居室应保持干净、空气流通，让呼吸舒畅，从而减少鼻涕量。

❀ 热敷　用湿热的毛巾，敷在孩子的鼻子上。鼻黏膜遇热收缩，鼻腔变得通畅，黏稠的鼻涕也较容易水化而流出。注意：动作轻柔，毛巾不可过热，防止烫伤。

❀ 按摩　父母用手指的指腹缓慢而轻柔地按摩孩子的鼻子或鼻翼两边。

❀ 蒸脸器　让热气进入孩子的鼻腔，湿润黏膜，从而将大量的鼻涕快速、自然地排除。注意：蒸脸器要与孩子的面部保持适当的距离，不要太近，以免烫伤皮肤；一次蒸脸时间不宜太长，3分钟即可。

❀ 吸鼻器　适用于鼻涕多，且说话鼻音重的孩子。注意：父母先检查孩子的鼻腔内是否有鼻屎，如果有，可用湿热的棉签先予以软化，再使用吸鼻器；动作保持轻柔，不要过分深入孩子的鼻腔，防止疼痛或受伤；吸一侧鼻孔时，要同时按压另一侧鼻孔，效果会更好。

东东 4 岁了，一口小白牙很逗人喜爱。糟糕的是，近几个月来有两三颗牙逐渐暗淡而成了褐色甚至黑色，并出现脱落的迹象。医生检查后说，东东的牙齿变黑、脱落，症结在于钙质供给不足，导致牙釉质凹凸不平，容易残留食物碎屑，口腔中的乳酸杆菌便附在釉质表面而形成菌斑，菌斑内的细菌不断分解食物，产生大量的有机酸腐蚀牙齿，牙齿因而变色，并一点点脱落。

生活中像东东这样的孩子相当多见，诸如变色、龋齿、畸形等。究其原委，父母缺乏护牙知识难脱干系。就说东东的爸妈吧，如果平时注重钙质的补充，东东的小白牙就不会遭此无妄之灾了。因此，要想你的孩子不成为东东第二，掌握护牙的基本功势在必行哦。

☺ **抓住机遇补营养**

宝宝的牙齿发育离不开营养，特别要抓住两个关键阶段：一个是孕期。原来，牙齿在娘肚子里就已形成雏形。如孕七周乳牙胚诞生，孕四五个月起开始钙化、变硬。到出生时 15% ~ 20% 的乳牙已经成熟，只是埋伏在颌骨里未"破土"而已。即使是恒牙，也会在孕四五个月时，于乳牙胚胎后侧发育成恒牙胚。而牙胚发育的好坏与牙齿的萌出、乳牙的脱落、牙间距的大小及牙病的发生与否有直接的关系。对策：孕妈妈要坚持平衡膳食的原则，在足量摄取肉、蛋、虾、贝等酸性食物的基础上，有意识地向蔬菜、水果、牛奶等碱性食品倾斜，防止成为酸性体质。另一个关键阶段则是出生后到8岁，对钙、磷等矿物质与维生素D的需求最为强烈。

对策：周岁以内坚持母乳喂养，孩子改吃普通膳食后多安排些豆制品、奶类、鱼虾以及各色蔬菜。

☺ 教宝宝勤于咀嚼

宝宝出生后4个月，颌骨与牙龈就已发育到一定程度，足以咀嚼半固体甚至固体食物。当乳牙萌出以后，更应吃些富含纤维、粗糙耐嚼、有一定硬度的食品（如蛋黄、米粒、果屑、豆芽等），以便更好地促进牙弓、颌骨、面骨的正常发育。记住：高度的咀嚼功能是预防牙列畸形的最自然、最有效的方法之一。

☺ 做好口腔卫生

牙齿比脸更需要清洁。2岁以内的宝宝进食后，父母可用干净的纱布套在食指上，或用棉签蘸淡盐水、淡茶水或0.05％氟化钠漱口水擦拭牙面。2岁以后的宝宝，父母可以训练其饭后漱口，并有意让他看到自己饭后漱口和早晚刷牙的动作，便于学习与模仿。3岁以后则应教其刷牙，并逐渐养成早晚刷牙、饭后漱口的好习惯。教宝宝刷牙的要点有：

| 要点1 | 选用头小、柄直、有两排刷毛的牙刷 |
|---|---|
| 要点2 | 选用刺激性小、含有水果香味的儿童专用牙膏，每次用量宜小，以防吞食 |
| 要点3 | 刷牙水宜用35℃左右的温水 |
| 要点4 | 提倡竖刷，忌横刷，最好采用"握笔式"（用大拇指、食指、中指像握笔那样握刷），以减少牙齿的磨损 |
| 要点5 | 刷牙早、晚各1次，进食后用温开水漱口 |

☺ 预防龋病

切不可认为只有恒牙才会与龋病结缘，乳牙其实更容易受害。原因在于乳牙矿化程度低，耐酸性能差，而宝宝所吃的食物较软、黏稠、糖分高、易产酸，加之婴幼儿睡眠时间长，口腔常处于静止状态，唾液分泌少，自洁能力差，利于细菌生长而致病。

除了做好口腔卫生外，要适时带宝宝到医院牙科检查，一般 3 岁左右至少应去医院一次，以后则每隔半年看一次牙科医生。

☺ 纠正不良的习惯

宝宝容易发生种种口腔不良习惯，如吮指、舔齿、咬唇、偏侧咀嚼、咬物等，进而累及牙齿的正常发育，甚至株连容貌。

以吮指为例，经常吸吮拇指可引起噘嘴畸形，吸吮食指可引起开合畸形，而吸吮中指很容易引起下颌前凸，形成月牙脸。舔齿可引起"地包天"，导致双牙弓、双颌前突。至于咬唇习惯，常咬上唇可致下颌前凸与上牙拥挤；而常咬下唇则可致下颌后缩，下牙拥挤，上牙前凸呈"鸟嘴状"。偏侧咀嚼亦不妙，可使牙弓向咀嚼侧旋转，废用侧则发育不良，下颌向咀嚼侧偏斜，导致脸型左右不对称，一边脸大而另一边脸小。

上述畸形可在不良习惯纠正后逐渐减轻、消失，若 7 ~ 8 岁后仍不消失者，应去医院矫治。

☺ 不宜趴睡

在侧卧、仰卧、俯卧 3 种常用的睡眠姿势中，俯卧（即趴着睡觉）对于牙齿发育危害最大。一是诱发夜间磨牙，症结在于孩子趴睡，将脸贴在枕头上，致使鼻孔与嘴巴受到挤压，妨碍呼吸，阻碍胸廓扩张而影响肺活量，结果引起体内氧气不足，二氧化碳潴留，从而影响大脑皮质与皮质下中枢的功能，产生局部兴奋灶，造成面部咬肌阵发性痉挛，遂致磨牙的发生。二是危害牙齿排列，日本专家发现，趴睡孩子左右牙齿之间的距离比仰睡者小（约小 1 ~ 2 毫米），意味着前一种孩子的牙齿排列显得较为拥挤。而牙齿之间的间隙不合理，可能造成换牙困难，进而影响到牙齿的排列顺序，造成牙齿排列不齐，妨碍观瞻。比较起来，仰卧与左右侧卧更有利于牙齿健美。

另外，某些药物不利于牙齿健美，如四环素可使乳牙变黄、牙釉质发育不良、骨骼生长障碍，宝宝不能服用。

### ☺ 乳牙掉了也要及时镶牙

乳牙掉了怎么办？一般家长甚至包括某些医生都认为掉就掉了呗，不必镶牙。因为掉的是乳牙，不久就会被新生的恒牙所代替，对吗？

口腔医学专家认为，小宝宝的乳牙从出生后4～6个月起开始萌出，2岁半左右出齐，而恒牙萌出是从第一磨牙开始，大约6岁左右"亮相"，俗称"六龄牙"，6～7岁开始替换门牙，直到13岁才全部替换完毕。如果3～6岁间，乳牙因外伤或龋病掉了，正确之举是及时给孩子做一副活动假牙戴上。只有一种情况例外，那就是7岁时掉了门牙可以不镶，因为这正是门牙要萌出的时间。

这样做好处多多，首先是假牙可以代替真牙发挥咀嚼作用，不仅有利于消化，还能在咀嚼中刺激牙槽骨发育。其次，假牙不会使缺牙两边的邻牙歪斜、移位，以后恒牙萌出也不会错位，因而能减少或防止牙列不齐的现象。

## 细节⑥
## 为小小包皮摆功

在男孩子"小雀雀"的前端——龟头处，皮肤形成双层皱褶，如同一件"夹层皮衣"包绕龟头，内层的皮肤谓之内板，外层的皮肤就叫包皮。别小看这层薄薄的组织，却牵连着宝宝一生的健康乃至幸福，父母万不可马虎哦。

### ☺ 认识包皮的重要性

从古老的"割礼"习俗到时下包皮环切手术的广泛开展，都在向人们传递这样一个信息：包皮是可有可无的组织，其去留对人体以及健康没有实质性的影响。真是这样吗？

回顾一下人类的进化历程，多少无用的器官或组织都相继被淘汰了，可至今仍与人体不离不弃的器官与组织，是不是如李白所说"天生我材必有用"呢？就说阑尾与扁桃体吧，近年来发现它们是人体免疫系统的重要成员，一个留守在肚子里，另一个则在口腔咽部值勤，为你少受或不受病毒、细菌等的威胁而站岗放哨，能说它们可有可无吗？与阑尾、扁桃体相比较，包皮的作用不仅大得多，也多得多。目前已公认包皮至少负有三大生理使命，笔者喻之为三大角色。

🌸 **角色1：护花使者** 只要稍稍留意一下包皮的位置，其"护花使者"的角色便一目了然了。包皮紧紧包绕阴茎头部（医学上称为龟头），如同眼皮保护眼球那样，这一功能对原始人类尤为突出，因为原始人出于对食物的追求，不得不出没深山老林等处进行狩猎活动，因而遭遇各种蚊虫叮咬以及荆棘伤害的危险无处不在，包皮的保护作用不可或缺。至于人类发展到今天，虽然不再进行狩猎等原始活动，而且有做工考究的衣裤蔽体，生殖器官的安全性大大增强，但仍有裹尿布、穿开裆裤等孩提时代，故包皮的"护花使者"地位丝毫未有削弱。如婴儿时期可避免龟头、尿道与尿布直接接触，防止摩擦所招致的不适与损伤；孩子长大后活动能力与范围增加，包皮可保护龟头及尿道口免受外伤、昆虫叮咬等意外伤害。更重要的是，包皮能使龟头保持柔软、湿润与敏感性，维持一定的温度，并将其酸碱值调节于平衡状态，有利于阴茎的正常发育与健康，成年后的性爱活动也将受益匪浅。

§ 角色 2：防菌卫士　包皮处于身体免疫预防的第一道防线，拥有强大的"秘密武器"，抵御细菌对阴茎的侵袭。如包皮的外层表面含有郎罕细胞等特殊上皮细胞，而郎罕细胞是人体免疫系统的重要成员之一；包皮黏膜的浆细胞能够分泌免疫球蛋白，而免疫蛋白就是医学专家通常所说的抗体；加上腺体能分泌溶菌酶等抵抗细菌和病毒的蛋白质，从而为阴茎筑起一道坚固的"防御长城"，防止细菌偷袭而引起阴茎与尿道炎症。

§ 角色 3："性"福助手　包皮是男人体表的性敏感带之一，含有极其丰富的多样化的特异性神经末梢，末梢的密度比阴茎的其他任何部位都要高出一筹。这些特殊的神经末梢能够敏锐地辨别与感受动感、细微的温度变化与组织结构的层次感，其敏感度可与指尖和嘴唇媲美。当阴茎受到性信号的刺激而勃起时，包皮可以在阴茎的全程（从龟头到阴茎根部）来回自由地滑动，从而大大增加了包皮、系带以及龟头的充分刺激，有利于激发男子的性高潮。同时，包皮尚有利于男女双方的生殖器黏膜来回运动，可有效地唤起女方的性兴奋，并将这种兴奋更快地推向峰巅，即女子的性高潮。换言之，包皮能让夫妻双方都能获得"更上一层楼"的性愉悦与快活感。另外，由于包皮部分地覆盖了阴茎的龟头，性活动过程中可以减缓和分担对龟头的性刺激，从而延缓射精，收到防止早泄的效果。

最近又传来好消息，研究人员发现包皮的基底表皮细胞中存在雌激素受体以及顶浆分泌腺体，这些特异的腺体能够分泌信息素，而信息素是一种天然的信使物质，其意义和作用不可低估。

### ☺ 帮助包皮正常发育

与其他器官一样，包皮也在不断地发育。出生后至 3 岁期间，包皮的内板有一层上皮细胞粘附于龟头之上，将包皮与龟头联成一个整体，若要强行将包皮从龟头上剥离，会引起不适或疼痛。3 岁以后，随着阴茎的不断发育，尤其是夜间或憋尿时，阴茎不时地自然勃起，促使包皮被拉长后又回缩，来回的活动使龟头与包皮之间发生了缓慢的"分裂"，渐渐地包皮便从龟头上分离下来，包皮口也因阴茎勃起的反复扩张而变得宽大起来。由于

包皮的弹性回缩，以及龟头越长越大，包皮口也越撑越开，到青春期时龟头逐渐"浮出水面"，龟头与尿道口都可显露于包皮口外，儿时包皮包绕龟头的"景观"一去不复返了。换言之，男孩子的包皮会随着阴茎的不断生长而自然回缩。

不过，并非所有孩子都如此"幸运"，因为自然的力量是有限的，大约 49% 的男孩子尽管到了青春期，那件"夹层皮衣"仍然脱不下来，包皮依旧遮盖着龟头，留下些许憾事——包皮过长。更有甚者，少数孩子的包皮口太小，致使包皮无法上翻，严严地包绕着龟头和尿道口，医学上则称为包茎。与包皮过长比较起来，包茎的危害性更大，对孩子乃至成年以后都有不良的影响。庆幸的是，包茎的发生率较低，仅占 6% 上下。这部分孩子为何与包皮过长或包茎结缘呢？归根结底，与胚胎期的发育有关，可能是有些"皮衣"在胚胎期"设计"得过长，虽然阴茎做出了长时间的努力，仍然无法突破包皮的"包围圈"所致。

明白了儿童包皮的发育过程以及包皮过长甚至包茎的发生原因，父母就能在宝宝出生后给予必要的帮助，争取包皮发育得更理想一些。具体办法就是对男孩人为地、经常地将包皮适度向上翻动，用人工的方法循序渐进地扩张包皮口，促进包皮与龟头"分家"，从而大大降低包皮过长或包茎的发生率。

当然，如何翻动包皮？每次翻动多少长度较为合理？这些都是严肃的科学问题，来不得半点随意与粗暴。一般来说，第一次翻动只需轻轻地试着翻一下即可，如果包皮很容易就翻过来并露出了龟头，孩子也无明显的不适感觉，以后可不用再人为地去"打搅"它，因为这样的包皮会凭阴茎生长的自然力量回缩到理想状态，不致发生包茎。至于那些包皮口太小，包皮难以外翻露出龟头，且在翻动过程中孩子有明显的不舒服甚至疼痛感者，则需坚持定时翻动，但也不要勉为其难地"一步到位"，而应耐心地一点一点地扩张，经过多次努力，使包皮口慢慢地扩大，包皮慢慢地缩短，最后让龟头"登台亮相"。注意，包皮的翻动不是一朝一夕的事，往往要经过几年的漫长历程，切忌操之过急，以免"欲速不达"，甚至造成包皮的撕裂伤而诱发感染。为了安全，最初几次翻动最好在医生的指导下进行。

另外，在包皮与龟头之间有一个半封闭的间隙，称为包皮囊，看上去如同一个天然的"港湾"。这个港湾容易"藏污纳垢"，包括尿液中的残留物以及细菌等致病微生物，容易发炎，甚至诱发尿路感染。因此，父母在翻动包皮的同时，还应根据卫生状况进行必要的清洗，一般常用低浓度的高锰酸钾溶液（1：5000）作为清洗剂，以清除致病微生物滋生的"土壤"。

## ☺ 慎重对待包皮切除

刚才说了那么多包皮的生理作用，故不可轻言切除。一般说来，孩子出生后都有包皮过长或包茎，属于生理性，大多能随着阴茎的生长而自然消失。只有在包茎严重的情况下（如只能看见包皮口，看不到尿道口，包皮根本不能上翻，阴茎头老是龟缩在内，并引起排尿不畅，或者阴茎头部经常疼痛刺痒等），才需要借助手术刀"挥泪斩马谡"了。

但要注意，不可将隐匿性阴茎误认为包茎而施行包皮环切术。隐匿性阴茎属于先天性疾患，表现为包皮过长或包茎、阴茎外观短小，与单纯包茎相象。虽然也需要手术治疗，但方法截然不同。不是像包茎那样按照阴茎的长度来修剪包皮，即通常所说的包皮环切术，而是通过切除无弹性的肉膜层纤维使阴茎伸展，并与包皮的长度相适应。如果将隐匿性阴茎误认为包茎而切掉包皮，就会造成皮肤短缺，以后做矫正术时发生困难。为避此祸，发现孩子有包皮过长或包茎，又打算做手术时，一定要找有经验的专科医生诊治，以免出错。

做包皮手术后，要注意护理，要点有：

| | |
|---|---|
| 要点 1 | 保证宝宝卧床休息 3～4 天，避免长时间站立或久坐，避免过久地走动或跑动，否则局部血液循环不畅，直接导致阴茎头肿大，甚至呈紫茄子状，影响伤口的愈合 |
| 要点 2 | 宝宝要穿宽松的内裤和裤子，以减少挤压与摩擦 |
| 要点 3 | 手术后 3～4 天内阴茎轻度水肿是正常现象，乃麻药以及手术导致的机体反应，不必担心 |
| 要点 4 | 排尿时不要弄湿敷料，如果一旦被尿液浸湿，要及时更换，可自备 1：1000 新洁尔灭或生理盐水棉球，排尿后擦洗尿道周围，以保持伤口敷料清洁 |
| 要点 5 | 手术后裸露的阴茎头比较敏感，容易勃起，产生疼痛感，可适量服用止痛药和镇静剂 |
| 要点 6 | 按时到医院换药检查和拆出缝线，若出血或血肿较大，或有较多分泌物者，要及时看医生 |

陆先生浓眉大眼，步履生风，是一位壮实的山区汉子。可婚后两年，妻子的肚子一直不见"崛起"。到医院检查，妻子的生育功能完全正常，问题出在他的身上——小时候因患"痄腮"而落下了睾丸萎缩的残疾。

像陆先生这类童年埋下祸根的不育男性并不鲜见，近年来还有增多的趋势。因此，强化儿童期的生殖保健，保卫男孩子的生育力已是刻不容缓，建议父母们从打好"三大战役"做起。

☺ **及时治好相关疾患**

医学资料显示，孩提时代的诸多先天与后天疾病，特别是生殖器官的疾病，乃是导致成年后与父亲称号无缘的主要祸根。

位列黑名单之首的当推隐睾症。一般说来，当胎儿呱呱坠地时，睾丸已到阴囊内报到了，如果出生后 1 年内两侧或单侧阴囊空空如也，睾丸仍然待在腹部，医学上称为隐睾症。以往认为，只有双侧隐睾才会株连生育，而单侧睾丸完全可以代偿两个睾丸的作用，实际上却不是这么回事，单侧隐睾的不育率接近 70%。原因在于单侧隐睾受到温度的不良影响，相应产生抗精子的抗体，致使对侧正常的睾丸也失去制造精子的能力，谓之血睾障碍不育症。对策：隐睾症不仅累及成年后的生育力，而且发生睾丸癌的危险增大，故要及早治疗，最好在 3 岁前治好。

其次为精索静脉曲张。男孩子的左右阴囊里各有一条由输精管、动脉、静脉血管等组成的条索状组织，这就是精索。如果其中的静脉血管因某种原因瘀血扩张，形成蚯蚓状的静脉团，医学上称精索静脉曲张。精索静脉一旦曲张，会使静脉血液回流受阻，导致睾丸营养和氧气供应不足，睾酮水平因之下降，精子生成减少而与不育症挂上钩。据临床大夫统计，精索静脉曲张可以早至 6 岁开始发病，11 ~ 17 岁达到高峰，发病率可达 20% 左右，成为小学高年级和中学男孩子的常见病。对策：早期发现，并寻求医生的帮助。

再次是鞘膜积液，俗称"水蛋"，指发生在孩子阴囊部分的囊性肿物，表面光滑，触摸有囊性感觉，用手电筒照射阴囊，可见整个阴囊通红透亮。由于积液压迫了睾丸的血液循环，可导致睾丸感染或萎缩。发病率接近 20%。对策：及早就医。

另外，感染性疾病也不可忽视。"疟腮"首当其冲，其"真凶"——腮腺炎病毒除了在腮腺中"为非作歹"外，还会流窜到睾丸处"作案"，引起睾丸肿胀、疼痛，严重者使睾丸组织萎缩，破坏制造精子的"工厂"——曲细精管，进而造成不育。据统计，此种不育约占不育男子的 10% 以上。对策：接种腮腺炎疫苗，患上"疟腮"要积极治疗，保护睾丸免受其害。

再说结核病，结核杆菌除了侵犯肺（肺结核）、脑（结核性脑膜炎）、骨（骨结核）等部位外，生殖器官也是它的觊觎之地，诸如附睾结核、睾丸结核等，成为男子不育的又一"主犯"。对策：接种卡介苗，积极抗结核治疗。

☺ **严防生活细节中的"暗箭"**

俗语云："明枪易躲，暗箭难防。"如果说上述疾病是不育的"明枪"，那么潜伏于生活细节中的隐患就是"暗箭"了——这也是一些男孩子生殖器官正常，与"疟腮"、"结核"等也无瓜葛，可成年后还是进入了不育者行列的症结所在。笔者将这些"暗箭"曝光，目的是提高父母的警觉性，避免你的孩子"重蹈覆辙"。

❀"暗箭"1：挑食或偏食 一些孩子对三餐挑挑拣拣，这不吃那不吃，导致食谱过窄，品种单调，致使某些睾丸发育所必需的养分，如蛋白质、维生素以及钙、磷、铁、锌、硒等矿物元素缺乏，易与小睾丸、小阴茎等症结缘，造成成年后不育。对策：为孩子广开食源，每天至少安排14种以上的食品，力求营养均衡。

❀"暗箭"2：烟、酒之害 不少孩子模仿成人，或吞云吐雾，或酗酒贪杯，摄入大量酒精与尼古丁。酒精可引起性腺中毒，损害睾丸间质细胞，抑制睾酮合成，降低雄激素水平，为睾丸发育蒙上阴影；尼古丁则有诱发细胞畸变或干扰脱氧核糖核酸等遗传物质生成之虞，减低精子的数量与质量。对策：莫让孩子染上吸烟、饮酒等恶习；父母戒烟或不在孩子面前吸烟，保护孩子免受"二手烟"之害。

❀"暗箭"3：穿裤不当 内裤直接接触生殖器官，与纯棉内裤相比，化纤内裤、半棉半化纤混纺内裤等都

能提升睾丸的温度，危及睾丸与精子的发育与成熟。至于紧身牛仔裤，既可压迫阴囊与睾丸，又不透气，同样不利于生殖健康。对策：男孩子宜穿纯棉内裤，少接触化纤类内裤。紧身裤亦应少穿，或与宽松裤换穿。

❀"暗箭"4：睡姿不良 在仰卧、侧卧、俯卧等睡眠姿势中，俯卧可压迫阴囊，既影响睾丸供血，又可与化纤内裤、紧身裤等一样促使阴囊温度升高，成为男性不育的一大"帮凶"。对策：男孩子不要俯卧睡觉，宜多用仰卧或右侧卧位。

❀"暗箭"5：有害气体 一些孩子喜欢在公路、街道等机动车辆往来频繁的地方玩耍，不可避免地吸入汽车尾气，汽车尾气含有高浓度的一氧化氮和铅等有害物，而生精细胞对这些有害物非常敏感，长期如此，难免生殖功能减退。另外，一些母亲背着小宝宝下厨，或让孩子在厨房玩耍，吸入厨房油烟，而厨房油烟中能导致细胞突变的化学物质多达70余种。科学家曾用厨房抽油烟机油杯中的冷凝

油喂饲果蝇，结果约 3% 的果蝇丧失了繁殖能力，表明厨房油烟可使生殖系统遭受严重的破坏。

❀ "暗箭" 6：洗涤剂与杀虫剂 时下，果蔬清洗剂、衣物洗涤剂广泛进入家庭，使用后清洗又不彻底，致使残留的化学物质通过皮肤或消化道潜入孩子体内，损伤生殖细胞。另外，为对付蚊蝇之害，不少父母滥用杀虫剂，杀虫剂弥漫在空气中，其有害物首先直接作用于睾丸，从而导致受害者激素分泌失衡，并累及整个生殖系统，造成男子精液质量下降或不育。对策：孩子衣裤要单洗，少用洗涤剂，用后一定要多用清水漂洗干净；防蚊蝇最好用蚊帐，或用电热灭蚊器等较为安全的器械。

❀ "暗箭" 7：外伤 孩子好动，睾丸最易遭受撞击等外伤，引起肿胀、瘀血、感染或萎缩、坏死。对策：注意孩子的活动安全，睾丸不慎受伤后要及时就医。

☺ 拒绝不健康的时尚

近年来，男性不育的发病率飚升，某些不健康的时尚充当了帮凶的角色。

❀ 常洗桑拿 正常情况下，精子必须在 34℃～35℃ 的恒温环境中才能正常发育，而桑拿浴的室温可高达 70℃～80℃，比正常浴室温度高出 1 倍以上，不利于精子的生长，或造成 "死精"，故可引起不育。对策：孩子少洗或不洗桑拿浴，平时洗澡的水温也应保持在 34℃ 左右，以免伤及生育力。

❀ 一次性尿布 一次性尿布（又称美式尿布）可能对睾丸发育产生消极的影响，从小播下不育的种子。德国学者指出，这是由于带有塑料内衬的尿布使热量在睾丸周围聚集之故。在使用一次性尿布时，阴囊表皮温度明显升高——最高时可比体温高出 1℃，年龄越小的婴儿，阴囊温度越高。其导致不育的机理与桑拿浴相同。对策：对男宝宝少用或不用一次性尿布。

❀ 增塑剂 研究人员的动物实验显示，塑料中的酞酸酯类增塑剂可使小鼠睾丸的重量下降、体积变小，睾丸出现退行性变化以及精子数量下降、精子畸形率升高等异常；另外，用增塑剂喂养的果蝇繁殖率下降，寿命缩短，推测对人体的生育力也是有一定毒性的。对策：不用塑料包装的儿童食品。

❀ **手机** 时下，中学生、小学生甚至幼儿园的孩子都配上了手机。也许你还不知道，你的孩子在尽享亲情交流的同时，身体尤其是生殖系统却在遭受伤害，这种伤害主要来自通话时的微波辐射。对策：最好不让孩子使用手机，非用不可时要教育孩子学会自我保护，如勿将手机别在腰间或揣在裤兜里，尽量远离生殖器官；通话时长话短说，减少微波对人体的辐射次数和时间；多食用一些富含优质蛋白、磷脂以及 B 族维生素的食品，增强身体的抗辐射能力。

❀ **笔记本电脑** 孩子大多喜欢上网，或打电子游戏。往往是找个地方一坐，将笔记本电脑在双腿上一放，一上网或打游戏就是半个小时甚至更长时间。美国一项最新研究显示，笔记本电脑运行时内部最高温度可达到 70℃，所产生的热量可使阴囊的温度上升差不多 3℃，从而对睾丸与精子的发育带来威胁。对策：男孩子要尽可能少与笔记本电脑打交道，不妨用台式电脑代替。如果一定要用笔记本电脑，则不要放在双腿或两膝关节上。

❀ **烛光晚餐** 有些家长盲目仿效老外，用蜡烛代替电灯，在烛光下进餐。这样做情调与气氛是有了，却可能给孩子带来危害。原来，蜡烛特别是带香味和慢燃的蜡烛，会释放出铅、汞等有害微粒，这些微粒可侵入生殖系统作祟，或妨碍睾丸合成雄性激素，或损害性功能，为日后不育埋下隐患。对策：烛光晚餐偶尔为之无妨，长期"坚持"却是弊大于利，男孩子更应以少为妙，最好"敬而远之"。

# 细节⑧
## 守护宝宝夜夜好梦

小宝宝也做梦吗？答案是肯定的。君不见他们有时梦中笑出声，有时却吓得哇哇大哭。前者当然是做了个开心的梦，后者无疑是噩梦作祟。那么，宝宝何时起开始做梦？做梦是好事还是坏事？如何让宝宝夜夜好梦呢？看完本文你就胸中有数了。

### ☺ 心智发育离不开梦

宝宝何时开始做梦？是出生以后，还是1岁或2岁？最新的答案是胎儿期。一位叫做格罗斯的德国心理学家，借助于脑电图等检测手段，观察到胎儿存在与成人一样的快速眼动睡眠阶段，而成人在快速眼动睡眠阶段常常伴有做梦行为，由此认为胎儿也会有梦境。换言之，一个人早在娘肚子里就开始与梦相伴了。出生后接近两岁时，就能用语言来描述梦中情景了。

做梦是好事还是坏事？格罗斯的研究认为，梦对于宝宝的心智发育非常重要。首先，梦是智力发展的促进剂。就说胎儿吧，梦境的出现表明其大脑的神经网络发育已经跃升到了一个新阶段，并以做梦的方式对大脑进行锻炼，故科学家将做梦称为胎宝宝的"脑部体操"，对孩子的智慧具有启蒙与奠基的意义。

其次，梦对于宝宝的情感与情绪发展也有良好的影响。美国的儿童心理学家汉斯博士举了两个例子：一个是自己的3岁儿子，一次在梦里大笑起来，原来儿子在梦中开心地玩小汽车，而小汽车属于他的表姐，汉斯夫妇一直不准儿子玩，是梦成全了儿子的心愿，被压抑的心理由此得到了释放。另一个例子是同事的女儿舒琪，舒琪刚刚2岁半，却梦见自己将爸爸抱在怀里安慰。原来，白天上街玩耍时，舒琪突然冲向马路，爸爸被吓呆了。她为此很感内疚，于是当晚便出现了安慰爸爸的梦境。其实，内疚感是孩子生活中常可出现的一种心理活动，而梦起到了缓解与补偿的作用。两个例子说明，孩子对白天发生在周围的事情会产生强烈的情感，并将它储存在脑海里，梦能帮助他们领会、调解、纠正这些情感，扮演了心理缓和剂的角色。可见，梦对孩子的心理健康，包括性格的健全，有不可忽视的作用。

更为奇特的是，梦可成为孩子的一种学习工具，他们能在梦里找到解决现实问题的方法，从而获得进步。比如，当孩子梦见自己骑着三轮车玩耍时，实际上他正在潜意识中学习蹬车，说不定梦醒后就真的能摇摇晃晃地骑小三轮车了。这样的例子在生活中举不胜举，提示梦中的学习过程确确实实能够提升孩子的智力与技能。

由此可见，甜美的好梦是孩子幼稚心灵之窗开启的信号，设法让他们将这种情感与情绪尽量久地保持下去，让美梦伴随其健康成长，乃是称职父母的一项新的基本功。

☺ 将噩梦赶出梦境

说了这么多梦的好处，但有一个前提，那就是梦的内容甜美、开心，如果梦境中出现的是大灰狼、蛇、妖魔鬼怪以及洪水、大火等丑恶、恐怖的形象，只会吓得宝宝哇哇大哭，浑身冷汗，这就是人们常说的噩梦，带给孩子的就只有坏处了。

研究显示，大约20%的宝宝会受到噩梦的困扰，4～9岁年龄段为噩梦的高发期。父母有噩梦现象的，孩子更容易与噩梦打交道，因为噩梦具有一定的遗传倾向。另外，生活环境的消极影响也难辞其咎。从医学上看，频繁做噩梦（连续3周，每周3次以上）可能预示着孩子的身心有问题，

细节 8
守护宝宝夜夜好梦

33

比如抵抗力差、患上肠胃疾病、身体发育迟缓以及某些心理障碍等。因此，将噩梦赶出孩子的梦境势在必行。

如何驱赶噩梦呢？各国儿童心理学家纷纷献招，现选择 3 招介绍给大家，供参考：

| | |
|---|---|
| 第 1 招：倾听法 | 这是最根本的方法，即父母认真听取孩子对噩梦的诉说，从中挖掘出原因并消除之，一般说来，噩梦通常是孩子近期内紧张情绪的发泄，反映了内心冲突与压力的存在，鼓励孩子将梦境讲述出来（如果语言表达跟不上，不妨让他用绘画的方式将噩梦描绘出来），就会发现影响他情绪的重要线索，然后"对症下药"，以孩子梦见妖魔或蛇等怪物为例，对于大孩子，可一边解释"衣柜里有一条蛇？绝不可能！"一边将衣柜打开让他看个明白；对于幼儿，可鼓励他将梦中的怪物画出来，装进小纸袋，教他自己动手烧掉，表示怪物已被他处死 |
| 第 2 招：喊叫法 | 爸爸或妈妈走进孩子的卧室，大声喊叫"噩梦！噩梦！离开房间！"连喊 3 次，心理学家的解释是：孩子最信任父母，相信父母有力量解决一切难题，故父母大声喊叫有助于孩子摆脱噩梦的困扰 |
| 第 3 招：游戏法 | 这是比利时专家设计的奇招：取一块钉着长钉的木板，长钉之间用铁丝网相连，然后放在孩子卧室的窗前，告诉孩子，这是一张"神网"，专门捕捉噩梦，从现在起噩梦再也进不了房间，你可以安心睡觉了，其实这是一种心理安慰法，将孩子从对噩梦的恐惧心理中解脱出来 |

☺ 守护宝宝夜夜好梦

环境对宝宝的睡眠影响相当大，年龄越小则影响越大，如 3 岁年龄段的孩子受环境的影响比 4 岁、5 岁的儿童更明显。因此，营造一个优良的睡眠环境是守护孩子夜夜好梦的基础。具体要抓好以下"硬件"与"软件"：

❀ 细节 1　房间布置要科学，给孩子一个安静、温暖、安全的空间感觉。如装修力求简约，避免复杂化，装修材料一定要环保。房间颜色以柔和色系为主，若要增加色彩感与趣味性，可在墙壁上贴一些靓宝宝的照片、动画人物或色彩鲜艳的图片，并且不定时地更换图片种类，但不可搞得花花绿绿，以免影响孩子情绪的稳定。

❀ 细节 2　小床尽量靠近妈妈的床边，摆放要稳定，周围不可有危险物品。小床的布置力争透出童稚气息，充满新鲜感，如布置成一条小船、军舰、大汽车或胖胖熊，周围挂上卡通小动物、带有悦耳声音的小玩具、漂亮的贴画等装饰，再把孩子平时喜欢的玩具摆在床边，告诉他，小动物是他的保护神。如此童趣和温馨迷漫，孩子的安全感便会油然而生。

❀ 细节 3　睡前准备要充分。如父母先抱在怀里轻轻地摇晃，或讲些好听的故事或读孩子喜欢的书，或一起听配乐童话故事，或放一段轻松、优美的音乐。然后与孩子亲吻，满足孩子的"皮肤饥饿"，再和孩子一起向布娃娃、玩具等说晚安。这样的程序会让孩子情绪进一步放松，在愉快的氛围中轻松入睡。

❀ 细节 4　部分过度活跃、睡眠不宁的孩子，可在枕头上洒数滴薰衣草油，让挥发油慢慢散发出来。薰衣草挥发油不仅可宁心安神，而且能抗菌消炎，对尽快入睡有帮助。

❀ 细节 5　睡觉关灯，拒绝"亮睡"。如果孩子一时难以接受，不妨开一盏光线较弱的灯，并把灯罩起来，或者让光线从地上射出，免得灯光刺激眼睛。让孩子逐渐适应暗睡，然后撤掉灯光。

❀ 细节 6　俗语云："日有所思，夜有所梦。"孩子的梦境往往与白天接触的场景有关。故白天要尽量让孩子看美好的事物，听美好的声音，如蓝天、白云、鲜花、溪水、童话、音乐等。不要给宝宝讲可怕的故事，不看恐怖的电视片、动漫书、蛇、狼等形象丑恶的动物。

❀ 细节 7　改变育儿方式，纠正斥责、打骂等做法，不用"大灰狼来了"、"把你关在黑房子里"、"爸妈不要你了"等带有恐吓性质的语言刺激孩子。

# 细节⑨
## 巧招应对宝宝夜哭

戈戈白天吃睡都令人满意，一到晚上就像换了一个人，哭成了他的主要"功课"。爸爸妈妈不得不轮换着起床抱他，经常是不闹到凌晨四五点钟绝不罢休……这就是颇为常见的宝宝夜哭现象，不仅折腾大人，也累及孩子的身心发育，故积极应对势在必行。

从医学上看，夜哭属于睡眠障碍。作为父母，首要一条是仔细寻找原因，原因水落石出了，应对的策略也就应运而生了。总的说来，引起宝宝夜哭的原因很多，儿科大夫将其归纳为生理性夜哭与病理性夜哭两大类。

☺ **生理性夜哭对症处置**

生理性夜哭的宝宝，身体是健康的，只是睡眠规律尚未形成，或受到不良环境的干扰所致。一般夜哭较轻，大多会随着年龄的增长而逐渐消失，不过是发育过程中的"小插曲"而已。常见的情况有：

| | 情况 | 对策 |
|---|---|---|
| 情况 1 | 昼夜颠倒——小宝宝尚未建立昼夜意识，没有时间概念，将白天与晚上搞颠倒了，加上父母溺爱，孩子白天一哭就抱，又是摇，又是拍，结果白天睡多了，晚上睡眠就少了，给夜哭创造了机会 | 白天多逗宝宝玩，让他少睡点觉，即使哭几声也不用理他，因为适度啼哭并非坏事，能增加孩子的肺活量，有助于呼吸系统的发育，目的在于帮助孩子早日养成白天醒、夜间睡的正常习惯 |

| 情况2 | 睡眠中受到响声的刺激，或做噩梦而受到惊吓 | 营造一个安静的睡眠环境，白天不要让宝宝接触形象恐怖的动物（如老虎、蛇等），不看画面惊险的影视节目，孩子因惊吓而哭醒，大人应给予安抚 |
| --- | --- | --- |
| 情况3 | 尿布湿了，肚子饿了，被窝温度不当（太冷或太热）等 | 及时更换尿布，饿了喂奶（注意，晚上喂奶不要过勤，否则干扰睡眠，也可引发啼哭），调整被窝的温度（如加盖或减少被子等） |
| 情况4 | 蚊子叮咬、苍蝇搔爬等，引起宝宝不适 | 使用蚊帐，防止蚊蝇骚扰 |

☺ **病理性夜哭及时看医生**

所谓病理性夜哭，指的是宝宝受到某种疾病的偷袭，而致夜间哭闹难眠。此时的夜哭，已成为疾病临身的一种信号，故父母不可有丝毫懈怠，及时就医为上策。列在黑名单上的有：

| | 情况 | 对策 |
| --- | --- | --- |
| 情况1 | 缺钙——宝宝缺钙，患上佝偻病，因神经系统过于兴奋而出现夜惊、夜啼 | 在医生的指导下补充钙片与鱼肝油，并适当多抱孩子到户外晒太阳，佝偻病好了，夜哭会随之停止 |
| 情况2 | 感冒、发烧，特别是攀上了中耳炎，宝宝耳痛难忍，往往哭闹不休 | 量量体温，观察是否有揪耳或耳道里流脓的现象，并及时看儿科或耳科医生 |

| | | |
|---|---|---|
| 情况3 | 肠绞痛——约有10%～20%的小宝宝患有肠绞痛，一般开始于出生后2～4周，4～6周达到高峰，4～6个月多会自动改善，特点是反复发生腹痛及哭闹，日轻夜重，晚上会有间隔不定的突然嚎啕大哭，而且会连续哭闹三四个钟头，不论做什么努力，都很难让他安静下来，同时有不安、脸胀红、膝盖缩起以及握拳踢腿等状况，通常持续发作几小时后才会安静下来，医学上称为婴儿肠痉挛，缘于婴儿4个月大以前，肠道神经发育尚未成熟，肠蠕动容易异常过快或过慢，导致绞痛发生 | 腹痛的症结在于肠胀气，父母可用腹部按摩，或在肚脐周围擦婴儿用的薄荷油，或用温毛巾敷盖，以及改变婴儿的姿势等办法，促进肚子里的空气排出，如果因便秘而致肠胀气，可喂食葡萄糖水（4个月以上可加婴儿果汁），若超过两至三天仍未解大便，可用凡士林润滑过的棉棒或肛温计伸入肛门内刺激，也许会帮助排气及排便，平时用母奶喂养，或咨询医生，改用特殊婴儿配方奶粉喂养，有一定的防范作用 |
| 情况4 | 蛲虫症——蛲虫寄生在肠道中，夜间常常爬到肛门周围产卵，婴儿因肛门刺痒而哭闹 | 带孩子去医院检查，确诊为蛲虫症者给予驱虫治疗，同时勤洗屁股和涂蛲虫膏，勤换裤衩，勤晒被褥等，力争周岁时穿满裆裤，可防止蛲虫症复发 |

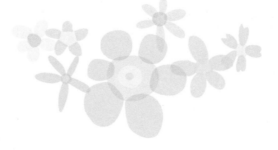

如今注重锻炼宝宝小手的家长越来越多了，不是早就有"孩子的智慧在手指尖上"、"心灵手巧"的说法吗？可小脚呢？同样需要锻炼，且能获得与小手锻炼"异曲同工"的效果，年轻的父母们可别漏掉这一育儿妙招哦。

首先，宝宝脚上的关节、骨头、肌肉、韧带、血管、神经等颇为丰富，所承受的体重与运动压力日渐增大，导致脚部肌肉弯曲、扁平足、脚弓下沉、脚跟向外倾斜等畸形的危险性相应增大。若能保持有规律的锻炼，就能使关节变得灵活，肌肉与韧带得到伸展，防止或减轻上述畸形的发生几率，从而保持身体平衡，改善体态，为孩子健美打下坚实的基础。

其二，宝宝的小脚丫与成人一样，汇集着 6 条经脉，近 70 个穴位，并有许多与大脑、心脏等器官连结的神经反应点与反射区，经常锻炼这些反应点与反射区，可加快脚部的血液循环，为脑发育提供充足的能量，进而收到健脑益智之功。

其三，锻炼小脚丫有助于增强新陈代谢，调节植物神经与内分泌的功能，进而提升孩子机体对外界变化的适应能力，少生疾病，惠及整整一生。

那么，如何锻炼小脚丫呢？应当根据孩子的年龄、运动能力以及小脚丫的发育情况来选择。请看育儿专家推荐的几个方法：

## ☺ 按摩腿脚

一般说来，当宝宝出生后两三个月起，就自发地开始了踢腿的动作，仿佛在本能地"锻炼"自己的腿脚。其实，这是孩子在用腿脚"探索"周围的世界，大人不妨因势利导，对其腿脚进行按摩，在刺激血液循环，使全身气血流畅的同时，强化腿脚肌肉，使之变得强壮有力且富有弹性，为其日后爬行、站立乃至行走等动作发育做好准备。此法从出生后两三个月起就可做了。

❀ 操作方法　由父母或保姆操作，手法有分推式、捻揉式以及普通式 3 种。

| 分推式 | 大人两手握住宝宝的小脚丫，用双手拇指的指腹，由脚掌中心向脚边分推，分推动作类似于车窗上的雨刷，分推的方向是脚跟往脚趾方向推滑而下，重复数次 |
|---|---|
| 捻揉式 | 大人一手握住宝宝的脚踝部，另一手用拇指及食指捻揉每一根脚趾头，重复数次 |
| 普通式 | 大人用拇指以外的 4 个手指的指腹绕着宝宝的脚踝部抚摩，第 1 步将一只手托住脚后跟，另一只手的拇指向下抚摩脚底；第 2 步用拇指以外的 4 个手指指腹，沿脚跟向脚趾方向按摩脚底，按摩时稍稍用力，并保持手法的平稳，每次按摩到脚趾时，手指迅速回到脚跟，根据上述步骤继续下一次按摩；第 3 步从小趾开始，依次轻轻转动并拉伸每个脚趾；最后，按上述步骤按摩另一只脚 |

❀ 爱心提示　大人在按摩的同时，可与宝宝说说悄悄话，比如"妈妈按摩你的小脚丫了，你会很舒服哦"或者"你会走得更稳、更快、更好哦"，增强宝宝的亲切感。

## ☺ 直立跳跃

半岁左右的宝宝，其腿脚已能支撑起身体的大部分重量，可让其练习直立跳跃，既能锻炼腿脚的肌肉力量，又可体验欢乐的情绪，一举两得。

❀ 操作方法　大人取坐位，两手扶住宝宝的腋窝部，站在双腿上，大人用双手轻轻向上提起宝宝，让他在大人腿上一蹿一蹿地跳跃，伴随着跳跃的节奏，大人可念一些很简单的儿歌，如"宝宝、宝宝，乖、乖，快把小腿蹬起来"，以激发孩子的兴趣，也可放一些节奏欢快的音乐。经过一段时间的练习，只要大人一抱起他，他就会自动地做直立跳跃动作，并能表现出欢快的情绪。到了周岁以后，可让孩子站在地板上或垫子上做跳跃动作。

❀ 爱心提示　父母或保姆自始自终都要用手扶住孩子的腋下，以保安全。另外，每次站立的时间不宜过长，以免宝宝疲劳。一般每天练习 2～3 次足矣。

### ☺ 踢脚游戏

五六个月的宝宝，脚部肌肉增长，肌力增强，动作随之多了起来，比如将他抱坐在你的膝上时，他会不停地用脚尖踢动，意味着让孩子做踢脚游戏的时候到了。

❀ 操作方法　让宝宝仰面躺下，大人用手掌贴着他的脚底，稍微用力一按，他就会反射似地踢回来。如此反复几次后，他就会很高兴地玩踢脚游戏了。

❀ 爱心提示　脚底是重要的感觉器官之一，敏感度不亚于手指，当孩子用脚尖弹踢时，力量就会进入脚踇趾，进而刺激他的大脑。因此，脚底多做有节奏的弹踢游戏，既可以促进脑发育，提高智商，还能培养平衡感，为行走打好基础。

### ☺ 赤脚走路

孩子能独立行走以后，赤脚走路是锻炼小脚丫的最好方法。知道吗？与我们一衣带水的日本，早在 20 多年前就已兴起赤脚训练，并风靡全岛，至今方兴未艾。在日本的幼儿园里，经常可见到成群结队的孩子在老师的带领下，赤着脚，绕着操场或沿着走廊进行慢跑运动。科学家认为，这也是日本孩子智商较高的奥秘之一。

❀ 操作方法　脱掉鞋袜，光脚行走，让小脚丫直接与地面接触。先让孩子在床席上行走，然后移到地板上，最后到沙滩、松软的土地或小鹅卵石上行走。

❀ 爱心提示　最宜于夏、秋等炎热季节锻炼。不仅锻炼了小脚丫，而且可防多种脚病，如穿鞋不当引起的鸡眼、脚癣、脚部软组织炎症以及扁平足等。但要注意安全，防止小脚丫受伤。

☺ 脚丫操

如同做手操一样，父母或保姆也可教宝宝做脚丫操。

❀ 操作方法　如勾绷练习、五趾放开并拢、小脚转圈、脚趾点头、夹豆比赛等。以夹豆比赛为例，教孩子用脚趾作夹子来夹豆子，以促进小脚丫的灵活性。

❀ 爱心提示　此法随时可做，尤其适宜于每次洗完脚后，或者起床前。

☺ 脚心日光浴

"脚心日光浴"就是专门晒脚板心。通过日光中紫外线对布满穴位的脚心进行刺激，促使全身的新陈代谢加快，受到刺激的各个内脏器官工作效率更加活性化，血液循环随之更为顺畅，所有器官的功能得以发挥到极致，进而激发孩子的生长与发育。此外，对化脓性感染、鼻炎、贫血、怕冷等多种病症也都有较好的防治效果。

❀ 操作方法　冬春季节，选择晴朗的日子，脱掉孩子的鞋袜，将其脚心朝向日光，每次持续 20 ~ 30 分钟。

❀ 爱心提示　不要在屋子里利用透过玻璃窗射进来的日光照射脚心，因为日光中的紫外线一大半已被窗玻璃吸收，效果则大打折扣了。

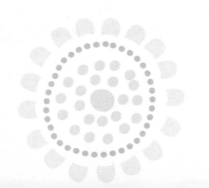

炎炎夏日，宝宝较成人更容易中暑，因为体温调节中枢尚不成熟，加上时刻又不闲着，只要在日光下活动的时间长一些，就可能引起体温升高而发生中暑。怎么知道宝宝中暑了呢？

虽说中暑大多是突然而来，但总有一些蛛丝马迹可寻，如宝宝口渴、注意力不集中、大汗淋漓、身体无力、行走不稳等，谓之中暑前兆。接着体温升高、面色潮红、胸闷、皮肤干热、恶心、呕吐等症状相继亮相，称为轻度中暑。一旦发展到面色苍白、脉搏细弱、呼吸急促、抽风，甚至昏迷、血压急剧升高的地步，就属于重度中暑了。此时已威胁到生命，务必紧急救治。

救治要点：马上将患儿转移到阴凉通风的地方，平卧，喝含盐的饮料和凉开水，补足水分和盐分；采取降温措施，如解开衣领，用浸湿的冷毛巾敷头，快速扇风（不要直吹头部）；服用人丹、十滴水、藿香正气水等解暑药。经过上述处理，轻者可逐渐好转。严重者应即刻送医院处置，途中用湿毛巾冷敷，已昏迷者可针刺人中、十宣等穴位。

中暑完全可以预防，以下8招可助你如愿：

☺ 第1招

调好宝宝居室的温度与湿度，温度保持在24℃～28℃，湿度保持在

60% ～ 65%。做到经常通风透气，保持空气新鲜。

☺ 第 2 招

督促宝宝按时起居。天气炎热时，大人往往让宝宝睡得很晚，认为白天再不好好睡觉，就会扰乱宝宝的生物钟，由此而使他的体力下降，耐热能力减弱，稍稍受热就会发生中暑。恰恰相反，越是气温升高，越应让宝宝严格按照以往形成的作息规律起居。

☺ 第 3 招

户外活动优选时间。上午 10 点半以前和下午 4 点以后较为优越，保证宝宝在温度相对较低的时间段外出活动。戴上轻便的遮阳帽以保护头部，在树荫下玩耍，避免阳光直接暴晒。不做剧烈的运动，防止因出汗过多而引起虚脱。

☺ 第 4 招

给宝宝选择透气性好、纯棉质地或真丝质地的衣服，颜色尽量浅一些，优点是不至于吸收过多的热量。衣服款式要宽松，利于发汗透气。

☺ 第 5 招

随时补水。大人应随身携带一瓶白开水、酸梅汤、西瓜汁或绿豆汤，宝宝玩一会儿就喝几口，防止体内缺水。一次不要喝得太多，因为宝宝的胃浅，喝多了容易引起呕吐。

☺ 第 6 招

如果宝宝太小，还不会走路，不要把他放在童车里呆在一个地方不动，因为太阳不停地移动，光线会随之变化，原来是阴凉的地方，过一会儿就有可能就被太阳晒着了。应该推着童车或抱着宝宝在树荫下、荫凉处散步。

☺ 第 7 招

多喂流质，粥最值得推荐，大人可与宝宝一起分享。

❀ 绿豆红枣粥　绿豆与粳米各 100 克，红枣 10 克煮粥，可利尿清热，消暑解渴。

❀ 百合莲子粥　莲肉及百合各 30 克，粳米 100 克煮粥，可养阴润肺，健脾益肾。

❀ 双花粥　银花、菊花各 10 克，煎水后去渣，加粳米 100 克煮粥食用，可清热消炎，祛暑止渴。

❀ **苦瓜粥** 粳米100克，加水煮沸后，再放苦瓜片100克煮粥，可清心解暑，降热明目。

❀ **冬瓜米仁粥** 米仁与粳米各50克，加水煮至半熟，加入冬瓜500克煮熟，可利湿消肿，祛暑解热。

❀ **荷叶粥** 取鲜荷叶两大张，洗净煎汤500毫升左右，取汁，加粳米30克煮成稀粥，可清热解暑，清香可口。

☺ **第8招**

备好防暑药。如金银花露（清热解毒，用于小儿痱毒、暑热或感冒）、板蓝根冲剂（清热解毒，凉血利咽，用于扁桃体炎、腮腺炎、咽喉肿痛）、藿香正气液（解表化湿，理气和中，用于感冒、呕吐、泄泻、中暑）、十滴水（健胃祛风，用于中暑引起的头晕、恶心、腹痛、胃肠不适）等。

# 新妈妈，夏天别玩"小聪明"

夏令暑热难当，妈妈心疼宝宝，情急之中玩起了"小聪明"。其实，"小聪明"并非聪明之举，看似有点道理，实则不妥甚至谬误，还需改弦更张才是。

☺ 六神丸防痱子

妈妈"小聪明"：高温天气，生痱子成了孩子的"家常便饭"，六神丸不是能清热败火吗？预防效果肯定好。

医生解析：六神丸是一种针对咽喉肿痛、扁桃体炎的中成药，对痱子并无防范效果。由于其主要成分蟾酥有一定的毒性，所以应用不当有引起心律失常之虞；配药中的雄黄含有硫化砷成分，摄入过多会损伤肝、肾等器官。孩子的心、肝、肾功能尚在发育中，很不成熟，频繁多次服用很容易受害。

明智做法：

| 做法 1 | 孩子居室要通风、凉爽，将室内温度保持在25℃～28℃之间 |
|---|---|
| 做法 2 | 勤洗浴，每天1～2次，使用温水与刺激性小的皮肤清洗剂，洗后擦干水，轻轻扑上一层薄薄的婴儿爽身粉 |
| 做法 3 | 勤换衣裳，衣服要质薄、柔软、吸汗、宽松 |
| 做法 4 | 自制清凉解暑的饮料，如绿豆汤、西瓜汁、菊花茶等 |

☺ 开水泡饭

妈妈"小聪明"：孩子夏季多口渴，开水泡饭又补营养又补水，还能加快吃饭的速度，一举多得哟。

医生解析：开水泡饭至少有两错：一是孩子通常不经咀嚼就把食物囫囵吞下去，食物没有经过牙齿的咀嚼及口腔唾液的充分搅拌和初步消化，增加了胃的负担，使胃容易因过劳而患病；二是泡饭中大量的水分可稀释唾液及胃液中的消化酶，使消化食物的能力减弱，进一步影响食物的吸收与利用。君不见常吃开水泡饭的孩子大多面黄肌瘦，经常生病？症结即在于此。

明智做法：

| 做法 1 | 饭前先喝一点味道鲜美的汤，以刺激消化液的分泌，为消化正餐食物做好准备 |
|---|---|
| 做法 2 | 进餐时让孩子多咀嚼，待他咽下食物后喝几口汤，既不影响胃肠功能，并能增进食欲，补充更多的水分 |

☺ 水果多多益善

妈妈"小聪明"：时令水果养分丰富，口感也好，算得上孩子度夏的佳品，多多益善。

医生解析：夏季水果品种多，要根据孩子的体质进行选择，尤其要留意以多汁、高糖为特色的热带水果，如芒果、伊丽莎白瓜、火龙果、山竹、木瓜、菠萝、草莓等。因为这些水果中含有某些特殊成分，可刺激皮肤引发皮疹等过敏性皮肤病，医学上称为水果疹。以芒果为例，就含有果酸、氨基酸、各种蛋白质等刺激皮肤的物质，加之孩子吃水果往往不得法，常将浆汁沾到脸上或滴到身上，而孩子的皮肤较薄、抵抗力差，很容易攀上"水果疹"等过敏性疾患。至于过敏体质的孩子，中招的几率更大。

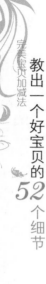
明智做法：

| 做法1 | 慎食热带水果，尤其是芒果、菠萝等 |
|---|---|
| 做法2 | 一旦出现"水果疹"，应立即停食，并将孩子的脸、手洗净，同时漱口，暂时不做较大的运动，以防止出汗，因为出汗会加重皮肤的病情，如果过敏症状严重，如嘴唇、口周、耳朵、颈部出现大片红斑，甚至有轻微水肿，应及时就医 |
| 做法3 | 过敏体质的孩子宜多吃红枣，得益于红枣拥有抗过敏的秘密武器——环磷酸腺苷，此种成分能够阻止变态反应的发生，服用方法有3种：红枣10枚，水煎服，每日3次；或生食红枣，每次10克，每日3次；或红枣10枚，大麦100克，加水煎服，每日服2～3次，服至过敏症状消失为止，注意：大枣先掰开再煎，煎时不宜加糖，一次不要服食过多 |

☺ 剃光头

妈妈"小聪明"：头发盖在小脑瓜上，厚厚的一层，多闷哦，干脆剃光吧。

医生解析：头发太长固然不好，但剃光也非良策。头发既可保护头颅，又能散发体内过多的热量，剃光头不仅易伤及头皮，给皮肤感染、毛囊炎等疾患以可乘之机，而且减弱了散热功能，不利于孩子度夏。

明智做法：

| 做法1 | 男孩子理成小平头，女孩子理成齐耳的娃娃头 |
|---|---|
| 做法2 | 勤洗头 |
| 做法3 | 已剃成光头者外出时戴上小遮阳帽 |

☺ 穿开裆裤

妈妈"小聪明"：开裆裤通风凉爽，且大小便方便。

医生解析：开裆裤将会阴部暴露在外，容易遭受异物入侵，给泌尿生殖道带来危害。女孩的风险尤其大。

明智做法：

| | |
|---|---|
| 做法 1 | 开裆裤限于 2 岁以内的孩子穿，并尽量避免其缺点，如男孩子可用一次性尿布保护会阴部，小女孩则可在开裆处钉上子母扣，大小便时一拉就开，便后再系上，还可用旧布做几个小垫子，孩子坐着玩耍时垫在屁股底下 |
| 做法 2 | 2 岁左右应穿满裆裤，上松紧带的裤腰装值得推荐，下推或向上提拉裤子都很方便 |
| 做法 3 | 强化对孩子的监护，发现异常务必及时察看，如孩子阴部红肿、流出分泌物或者用手搔抓阴部，或者尿尿时哭闹，表明可能存在"疫情"，及时到医院检查为上策 |

☺ 睡凉席

妈妈"小聪明"：给孩子买一床新凉席，凉爽舒适，孩子睡得可香了。

医生解析：夏季孩子睡凉席的现象较为普遍，部分孩子因之而患上了皮炎。究其原因主要在于两点：一是孩子对凉席中的苇、草等植物过敏，特征是皮肤与凉席接触的部位出现红点或风团；二是孩子遭受了藏匿于凉席缝隙中的螨虫叮咬，表现为体表突然冒出的一片片丘疹，瘙痒感明显。

明智做法：

| | |
|---|---|
| 做法 1 | 以竹席或藤席为优，且质地好，正面光滑无刺，不要用苇席或草席，因为苇、草等本身就是过敏原 |
| 做法 2 | 无论新买的还是陈旧的凉席，用前都要洗净，并用开水多烫几遍，然后晒干，目的是尽量将藏匿的螨虫消灭，凉席表面可用纱布包好，或覆盖一层床单，不让孩子的皮肤直接与凉席接触 |
| 做法 3 | 过敏体质的孩子不用凉席，可改用牛皮席 |

☺ 电蚊香驱蚊

妈妈"小聪明"：夏天蚊子肆虐，电蚊香片或液体电蚊香液驱蚊效果好。

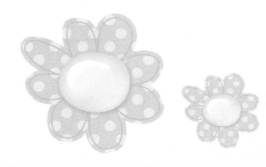

医生解析：电蚊香片等产品中或多或少都含有对身体有害的有机化合物，虽能有效驱蚊，但也可能给孩子稚嫩的身心带来潜在的影响，尤其是对周岁以内的小宝贝影响更大。

明智做法：

| 做法 1 | 最好使用蚊帐，最为安全 |
| --- | --- |
| 做法 2 | 如果使用电蚊香，一定要保持空气流通 |

### ☺ 冷饮解暑

妈妈"小聪明"：天气炎热，孩子容易中暑，冷饮正好派上用场。

医生解析：冷饮能解暑吗？恰恰相反，体内血管可因突然受到冷刺激而收缩，散热能力不增反减；冷饮刺激胃黏膜，使得消化酶分泌减少，削弱食欲与消化能力，对本来就较差的胃口无异于"雪上加霜"。更糟糕的是，冷饮可刺激孩子娇弱的咽喉部黏膜，导致血液循环不良，抗病力下降，发生呼吸道感染的风险随之上升。总之，冷饮弊多利少，绝非解暑佳品。

明智做法：

| 做法 1 | 多喝汤、粥或果蔬汁，补足因天热出汗丢失的水分与矿物质（钠、钾、钙等） |
| --- | --- |
| 做法 2 | 自制清凉解暑的饮料，如果蔬汁、豆汤、豆粥等，少量多次饮用 |
| 做法 3 | 冷饮限量，如饮料每天限于 1 瓶之内，雪糕每次限于 1 根，饭后 1 小时食用 |

每逢夏天，一位讨厌的"不速之客"会闯进人类的生活圈，给我们特别是宝宝带来威胁，这就是蚊子。蚊子之害不仅在于嗡嗡的刺耳鸣叫声，也不止是叮咬皮肤后引起痒痛等不适感，重要的是，它乃传播诸多疾病的"急先锋"。列在这张黑名单上的有疟疾、丝虫病、乙型脑炎、登革热以及乙型肝炎等。由此不难明白，为了保护我们自身特别是宝宝的健康，全方位打一场灭蚊之战势在必行。

☺ 第一枪从早春打响

从表面看，蚊子的火暴季节是在炎炎夏日，实际上早春已经拉开了序幕——其幼虫在水中孳生，并逐渐发育为成蚊，故灭蚊之战的第一枪应在早春打响。

灭蚊之战的突破口应选在整治生活环境方面，堵死、填平、铲除蚊子繁殖、生存的洞穴、潮湿低地、杂草以及积水之处，如庭院内外的瓶、罐、花盆和池洼，目的在于从根本上清除蚊子的源头。同时，辅以化学药物杀灭之。具体"战术"有两种：

一是借助于化学药物之功，如敌百虫、敌敌畏、溴氢菊酯、氯菊酯等杀虫剂。对付蚊子幼虫，可将1%的敌百虫直接投入花盆等积水处，将其消灭在萌芽状态中。对付长大的蚊子，则不妨采用空间喷雾、滞留喷洒与药物浸泡等多种办法。如用0.3%的敌敌畏乳液或0.4%的氯菊酯乳液在室内外喷雾，一般 15 平方米房间喷雾 5 ~ 10 秒钟，再关闭门窗 30 分钟即可。或者将 2.5% 的溴氢菊酯均匀喷洒在室内墙壁与天花板等处（用量为每平方米面积 0.02 ~ 0.05 克），一旦蚊子停落其上可因接触毒物而死亡，灭蚊效果可保持 2 ~ 4 个月。对于门帘与纱窗，则可用 2.5% 的溴氰菊酯或 10% 的氯菊酯乳油（用量分别为每平方米面积 25 毫克与 500 毫克）浸泡，灭蚊效果可维持 3 ~ 6 个月。但要注意，婴儿与孕妇住的房间不宜喷洒杀虫剂。

二是家庭里的泡菜坛口边缘等积水处，不能使用敌百虫，不妨滴加少许食用油，或者加入 10 ~ 20 克食盐，可收到异曲同工之效。

☺ 合理使用蚊香

目前市场上供应的蚊香有两类：一类是盘式蚊香，一类是电热蚊香。蚊香之所以能驱灭蚊子，起作用的是所含的杀虫剂——溴氢菊酯，而溴氢菊酯对人体的神经系统有某种毒性（主要损伤大脑中的谷氨酸递质系统），长期接触可能引起神经麻痹、感觉异常以及头昏等症状。

比较起来，电热蚊香就优越一些。它没有盘式蚊香燃烧时的明火与烟气，对人体的刺激性较小，驱蚊药片或驱蚊药液的各项毒理学指标均很低，即使接触时间长一些也不会产生毒性作用，驱蚊效果也较好。不过，为了确保婴儿健康，无论哪种蚊香最好都不要使用。

☺ 注意保护婴儿

上面介绍的一些战术，不少皆为"儿童不宜"，那么，如何保护婴儿平安度夏呢？以下几招可供参考：

首先，搞好室内外的清洁卫生，消除蚊子孳生、繁殖的环境，尽量减少蚊子的来源。其次，利用蚊子怕光、怕声等弱点，每天傍晚暮色初起时敞开门窗，打开灯光与电视机或收录机，迫使蚊子从各个黑暗角落飞出室外，再关上纱窗、门帘。再次，睡床挂上蚊帐，不让蚊子接近婴儿或孕妇，床上用品及蚊帐最好用白、红、蓝色，避免紫色与黑色，原因在于紫色与黑色等暗色调最易招惹蚊子，而白色则令蚊子生厌。另外，给孩子洗澡结束后，取 2 ~ 3 片维生素 $B_1$ 溶化于热水之中，再用棉球蘸水擦洗面、颈、手、腿等暴露部位的皮肤，维生素 $B_1$ 散发出一种特殊的气味，蚊子闻后可逃之夭夭。或者在室内放置几盒打开盖子的清凉油，清凉油的气味同样有驱蚊作用。

消灭蚊子的土办法也可采用，例如挑来几只空酒瓶，瓶中盛入 3 ~ 5 毫升啤酒或糖水，分别放置于室内各个角落等蚊子躲藏与出没的地方，蚊子闻到甜味后会飞入瓶中，将其粘住而丧生。也可在清晨，将吸尘器的管口对准墙角里的蚊子，突然打开开关，将蚊子吸入而置于死地。

一旦孩子被蚊子叮咬致伤，父母也不要紧张，可按以下办法处理：先用清水冲洗，再用镊子清除留下的毒毛，最后涂上止痒药膏或止痒药水即可。如果叮咬处发生了感染，则应请医生处置，以保安全。

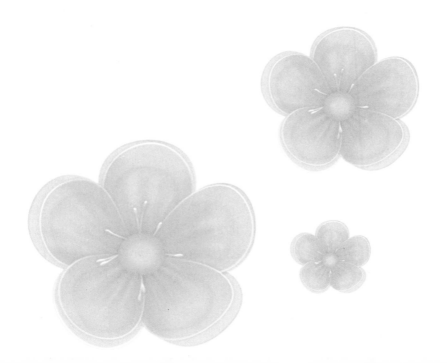

# 春夏之交，调好宝宝的胃口

夏天一到，父母的新烦恼也到了，那就是高温导致孩子的胃口变差，出现食欲不振、厌食或食量减少等问题。不过，若能抓住春夏交接的五六月份，试试以下几招，调理好孩子的胃口，很可能就是另一番境界了。

☺ **第 1 招：掺点苦食**

首先，苦味以其清新、爽口的味道刺激舌头上的味蕾，激活味觉神经，在增进唾液分泌的同时刺激胃液和胆汁的分泌，进而提升食欲，增强消化。其次，苦味可通便排毒。中医学认为，苦味属阴，有疏泄作用，可促使体内毒素随大、小便排出体外，孩子不仅胃口变好，而且少患病。再次，苦味尚可泻去心中烦热，使头脑清醒，更

好地发挥功能，因而有一定的益智作用。

苦味食品以蔬菜和野菜居多，如莴苣、生菜、芹菜、茴香、香菜、苦瓜、萝卜叶、苔菜等。在干鲜果品中，有杏仁、桃仁、黑枣、茶叶、薄荷叶等。在粮食和豆类食品中，有糯米、荞麦、大豆豉等。另外，还有食药兼用的五味子、莲子心等，用沸水浸泡后饮用为宜。

☺ **第 2 招：给点食醋**

做菜时适当加一点香醋、米醋等佐料，可使孩子的胃酸变浓增多，发挥生津开胃、增强胃肠蠕动、促进消化之功。在做猪蹄、排骨、鲜鱼时，适量加些食醋，还会使骨质中的碘、

钙、磷等营养物质最大限度地释放出来，溶入汤水中，便于完全吸收；在蔬菜里加醋能帮助吸收营养，如加醋的菜可提高人体的营养吸收率，孩子无疑受益匪浅。

☺ 第3招：补足锌元素

锌可从三个方面影响食欲：一是唾液中味觉素的组成成分之一是锌，锌缺乏时会影响味觉；二是锌缺乏可降低味蕾的功能；三是缺锌会导致舌头黏膜增生和角化不全，使大量脱落的上皮细胞堵塞舌乳头上的味蕾小孔，食物难以接触到味蕾，味觉变得迟钝。

你看看宝宝的舌象吧，舌面上有一颗颗小小的突起，称为舌乳头。与正常孩子的舌乳头相比，缺锌者多较扁平，或呈萎缩状态。有些缺锌的孩子，出现明显的口腔黏膜剥脱，如同地图，补锌后随着地图舌的恢复，食欲也有改善或明显改善。因此，食欲不好的孩子不妨到医院查一查头发中的锌含量，若明显低于正常值，应在医生的指导下，通过牡蛎、豆类等食物或药物予以补足。

☺ 第4招：少喝冷饮

天气渐热，宝宝大多难以抵御冷饮的诱惑。但是，冷饮中含糖量颇高，过量食用导致血糖浓度升高而抑制食欲；加上孩子的胃肠功能比较薄弱，过食冷饮会造成胃肠功能紊乱，食欲下降便是顺理成章的事了。

正确之举是：宝宝一天的冷饮进食量不要超过100克，也不要安排在餐前1小时以内食用。

☺ 第5招：吃点粥

草莓绿豆粥

■ 食材：大米100克，绿豆30克，草莓50克，白糖适量。

■ 做法：绿豆淘洗干净后，用清水浸泡4小时。糯米淘洗干净，与泡好的绿豆一并放入锅中，加入适量的清水。旺火煮沸后，转为微火，煮至米粒开花，绿豆酥烂。加入干净的草莓和白糖，再稍煮一会儿即成。

## 红豆薏米粥

■ 食材: 红豆 20 克, 薏米 20 克, 大米 50 克。

■ 做法: 红豆、薏米、大米淘洗干净, 放入锅内, 加水煮粥食用。

## 荷叶粥

■ 食材: 新鲜荷叶 1 张, 粳米 30 克, 白糖适量。

■ 做法: 荷叶洗净煎汤, 滤取荷叶汁, 与粳米一起煮成稀粥, 添加白糖适量调味。

## 胡萝卜粥

■ 食材: 胡萝卜 50 克, 大米 50 克。

■ 做法: 胡萝卜洗净切片, 与大米一起放入锅内, 加水煮粥。

## 苹果橘瓣粥

■ 食材: 苹果 50 克, 橘子半个, 大米 50 克, 白糖适量。

■ 做法: 苹果去皮切块, 与大米一起放入锅内, 加水煮粥。粥快熟时放上几片橘瓣, 加少许白糖食用。

## 莲藕肉末粥

■ 食材: 莲藕 50 克, 猪里脊肉 30 克, 大米 50 克。

■ 做法: 粳米、莲藕、猪里脊肉淘洗干净。莲藕去皮, 切成果粒状。猪里脊肉切成小粒。大米放入开水中, 煮至八分熟时加入里脊肉粒和莲藕粒, 用小火熬成粥。

☺ 第 6 招: 用点食疗方

❀ 食疗 1　苹果、柠檬各 1 个, 栗子粉和蜂蜜各 1 汤匙。苹果去皮, 切成小块, 掺适量水煮几分钟, 盛入碗里。柠檬榨汁, 再将栗子粉和蜂蜜溶解, 搅拌均匀后一起加入碗中。酸酸甜甜的水果口味, 加上鲜艳缤纷的水果色彩, 肯定能让孩子大开胃口。

❀ 食疗 2　炒麦芽、焦山楂、炒神曲各 10 克, 炒鸡内金 5 克, 炒莱菔子 6 克。研为细面, 加白面和水调成糊状，睡前敷于孩子的肚脐上，外用纱布固定，次晨取下，每日1次，5天为1疗程。

🐛 食疗3　炒白术、炒扁豆、砂仁、佩兰、鸡内金各5克，焦山楂、谷芽各10克，甘草3克，水煎服，每天1剂，分3次服完。

☺ 第7招：穿对鞋

日本医学界一份报告称，孩子穿太紧的鞋会妨碍血液循环和新陈代谢，影响食欲，导致厌食或挑食，所以给孩子一双合脚的鞋很重要。另外，引导孩子赤脚在草坪、沙滩等处多活动，也有利于激发食欲。

☺ 第8招：健脾开胃

中医学认为，宝宝胃口不好与脾胃功能差有关，可服用健脾和开胃的中成药，如小儿康等。也可带宝宝去中医处做按摩，效果也不错。

☺ 第9招：巧加烹调

在饭菜的色、香、味、形方面下点功夫，经常换着花样吃，最好安排一周的食谱，可避免单调无味。

☺ 第10招：用点小计谋

父母有意用童话故事、比喻、示范等办法，引导宝宝理解食物的好处，如"吃了鸡蛋会长高长胖"，"吃番茄小脸会长得红通通"，"猪肝真好吃，多吃猪肝眼睛会亮晶晶的，嘴唇会红红的"，从而激发孩子对各种食物的兴趣。

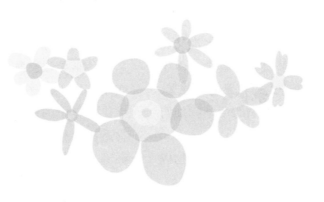

## 细节①⑤
## 冬雾谋害宝宝健康

冬雾，早被享有医圣称号的古代名医张仲景列为 5 种邪气之一，称为雾邪。发生在 20 世纪 50 年代的伦敦烟雾事件堪称典型例证：当时英伦三岛接连几天为浓雾所笼罩，持续不散，导致包括儿童在内的近 4000 人丧生，震惊了世界。

雾可分为几种，常见的有辐射雾和平流雾。前者是地面空气因夜间冷却达到水汽饱和状态后形成的，大多出现在晴朗、微风、近地面水汽又比较充沛的夜间或早晨。后者则是由于空气的水平运动造成的。无论哪种雾，本身无害，只是空气中的污染物加盟才成了人类健康的杀手。

通常情况下，空气中的污染物以分散的形式存在，当下雾时被雾滴所吸附。另外，二氧化氮等污染物还会在雾滴中发生化学反应，生成更多的有害物，进而谋害人体健康。比较起来，处于发育阶段的孩子无论免疫力还是抗污染能力都较差，因而成了受害最大的群体。据医学专家研究，冬雾常常以小于 0.2 ~ 0.4 微米的颗粒形式直接侵入呼吸系统，至少可产生四大危害：

☺ 引发呼吸道感染

冬雾导致空气湿度增高，流通性变差，加上孩子大多喜欢张口呼吸，潜伏于雾中的病毒、细菌等病原微生物乘机入侵，引起鼻、咽、扁桃体及喉部发炎，导致流涕、咳嗽、发烧等呼吸道感染症状"闪亮登场"。

### ☺ 诱发或加重哮喘、支气管炎

雾中含有多种可吸入颗粒以及形形色色的污染物，硫化物、氮化物、氟离子、有机酸、有机醛、苯、胺等榜上有名。这些有害物具有相当强的细胞毒性作用，可对气管、支气管、肺组织等直接造成损害，诱发哮喘、支气管炎发作或加重。请看日本研究人员的一份统计资料：与晴天夜晚相比，雾天夜晚因哮喘症状发作而到医院看急诊的小患者增加50%；当气温低于17.7℃时，孩子因哮喘发作而看急诊的可能性增加4倍。

### ☺ 使孩子生长减慢

雾天日照减少，孩子接受日光照射的时间短暂，导致体内维生素D生成不足，对钙的吸收大大减少，可使孩子生长减慢，甚至引起佝偻病。

### ☺ 其他危害

雾中尚潜藏有甲基多环芳羟等强致癌物，过多吸入有诱发肺癌之虞。另外，雾中污染物刺激皮肤与眼睛，也是结膜炎等眼病以及多种皮肤病的一大祸根。

显而易见，采取科学的保护措施防止冬雾谋害孩子健康势在必行。以下举措值得向你推荐：

| 措施1 | 冬季让孩子适当晚起，一般以日出为起床的最佳时间 |
|---|---|
| 措施2 | 清晨运动要避开浓雾，改在室内进行，随着运动量的增加，孩子的呼吸会加深加快，无疑会吸入更多的有害物 |
| 措施3 | 室内温度要适宜，以18℃~25℃为佳，室温过高可造成室内外温差过大，易诱发感冒；室温过低，同样有引发呼吸系统疾患之虞，待太阳出来后要开窗通风，每次不要少于半小时，以保持室内的空气清新 |
| 措施4 | 教孩子学会使用口罩，雾天外出及时戴上，若空气清新则不戴，以便多呼吸新鲜空气，口罩要选择大小适宜、厚薄适中、正规厂家生产的品牌，并要每天清洗、晾晒，避免脏物堆积在口罩上，另外，外出归来后要对面部和其他暴露部位进行清洗 |

| 措施 5 | 给孩子多喝水，一来冬季空气干燥，如北方地区的空气湿度一般在 30％ 以下，适宜人体健康的湿度在 45％～65％ 之间，差了一大截，容易引发过敏性疾病；二来冬天气温低，与人的体温同样相差甚大，导致皮肤、呼吸等渠道的耗水量增加，可见，督促孩子多喝水大有必要 |
|---|---|
| 措施 6 | 增加维生素 D 的储备，除了多安排一些富含维生素 D 的食物，如动物肝肾、蛋黄、鱼肝油等外，就是适时进行日光浴，日光是最好的维生素 D"活化剂"，上午 9～10 时和下午 4～5 时最宜于孩子晒太阳，以增加体内维生素 D 的储备，并促进肠道钙、磷的吸收，帮助骨骼正常钙化，防止佝偻病缠上孩子 |
| 措施 7 | 多安排有抗污染功能的食物，如畜禽血、海带、绿豆、蘑菇、豆腐、牛奶以及水果、蔬菜等，畜禽血含有丰富的血浆蛋白，经过胃酸与消化酶的分解后，产生一种有解毒与滑肠作用的物质，与侵入胃肠道的粉尘、金属微粒发生化学反应，变为不易吸收的废物而被排出；海带富含海带胶质，促使体内的放射性物质排出；绿豆能帮助排泄各种重金属及其他有害物质，中医学誉其有解百毒之功；蘑菇被称为血液的清洁剂；蔬菜、水果拥有抗污染武器——碱性成分，使血液呈弱碱性，让沉淀在细胞内的毒素重新溶解，随尿排出体外；至于黑木耳、豆腐、牛奶等，也都是冬季最佳的清肺饮食，可保孩子的机体成为"一方净土"，将冬雾之害减到最低限度 |
| 措施 8 | 留心孩子的感受与反应，若有不适要及时到医院儿科诊治，将其危害扼杀在"萌芽"状态 |

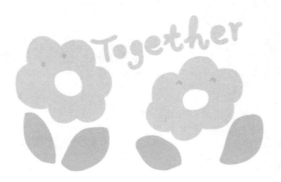

# 冬季运动，小手唱主角

冬季，气温低下，天寒地冻，户外活动受到限制。宝宝如何运动呢？笔者奉献一招：多做手运动。

☺ 搓手

搓手看似简单，但对宝宝的保健作用却不简单。首先是防病作用，对感冒与冻疮——冬季带给孩子的两大威胁皆有一定的防范之功。先说感冒，手掌的"大鱼际"（指两手拇指根部）脉穴丰富，刺激此部位能促进血液循环，疏通经络，增强面部"三角部位"与上呼吸道（包括鼻、咽、喉）抵御感冒病毒侵袭的能力。再说冻疮，孩子的手脚血液循环较差，当气温降至10℃以下，容易在手指、手背等处发生冻疮。而搓手既可借助磨擦生热来提升两手的温度，又能加快血液循环，从根本上防止冻疮的发生。可以说，此乃搓手带给宝宝的最大实惠。

其次，搓手运动不仅是5个手指的活动，诸如腕、肩及肘关节等也同时参与，堪称一项复杂、精细的运动，涉及肩部、臂部、手腕、手掌和手指等30多个大小关节与50多条肌肉，对于强化宝宝的动手能力大有助益。

再次，"十指连心"，手的运动可向脑组织提供能量，激活脑细胞，不失为一种提升智力的好办法。

做法：小宝宝由大人操作。大人先洗手，擦干保暖后摩擦宝宝的手掌与手背，力度要适当。大孩子可自己操作，先搓手掌再搓手背，搓至两手发热为止。

☺ 做手工

对于较大的宝宝，由于思维与动作已发展到一个新阶段，逐渐滋生动手的愿望，大人可及时将一些简单的手工纳入运动。

❀ **撕纸** 准备一些五颜六色的纸，让宝宝自由地撕成条或块，并启发他根据撕出的形状，想像为面条、饼干、头发等。

❀ **折纸** 教宝宝将纸片或柔软的布料折成各种图形，如纸船、纸鹤、花朵、扇子等。

❀ **串纽扣** 鼓励宝宝用细线或塑料绳，将各种颜色、形状的纽扣或珠子串起来。

❀ **夹弹子或糖球** 学会使用筷子的宝宝，可教他用筷子将碗里的玻璃珠或者糖球，一颗颗地夹到其他的容器里，锻炼一段时间后可换成颗粒更小的圆形豆子，增加难度。

❀ **剪纸** 准备一把小剪刀，教宝宝进行剪纸制作，以增进其精细动作的发展。但要注意安全，防止剪刀

刺伤皮肤。

☺ 徒手活动

不用任何工具，教宝宝充分发挥想象力，按照生活中的原型"创造"出他所喜欢的运动来。以下小游戏就值得推荐：

❀ **模仿动物活动** 如鱼儿游、鸭子走、兔子跳、鸟儿飞、猴子爬等。适合于体能及动作协调能力较差的小宝宝。小宝宝大多对小动物感兴趣，模仿起来兴致高，从而增加了运动量，对手脚的协调性、灵敏度及柔韧性锻炼大有帮助。

❀ **队列操练** 适合于行走能力较强的宝宝，大人与宝宝排队，大人发出"前进"、"后退"等口令，与宝宝一起摆手踏步行走。待宝宝熟悉后，大人可与孩子轮流发口令，看谁的反应快、动作敏捷、前进或后退的速度快。

❀ **踩石头过河** 大人用粉笔在地板上画两条线当作河流，再画一些圆圈当石头，然后与宝宝一前一后踩着"石头"过河，谁掉进"河"里谁就输

了。当宝宝熟练后，可去掉一些"石头"以加宽距离。此项运动重在锻炼宝宝的身体平衡性，增强跨步的肌力。

❀ **模拟开飞机** 适合于两三岁的宝宝，模拟小飞机飞行，两臂侧平举当作飞机的翅膀，然后开始小跑，时而直身跑，时而弯腰像飞机一样下降俯冲。跑的速度因年龄而异，不要太快，以免摔倒。

❀ **模拟雄鸡争斗** 训练分两步走：第一步，训练宝宝用左、右腿交叉做"金鸡独立"似的站立，并练习单脚蹦跳；第二步，待宝宝熟悉后，教他把屈曲的左脚用右手搬到站立的右腿膝盖前，跳跃着碰触与他同样姿势的大人。注意，大人只能象征性地"迎击"，不能用力，以免碰倒宝宝。此项游戏有助于增加宝宝双脚的耐力与身体的稳定性。

❀ **模拟表演** 在唱歌、跳舞、学儿歌的同时，教宝宝用小手比划各种动作，把相应的内容表演出来。

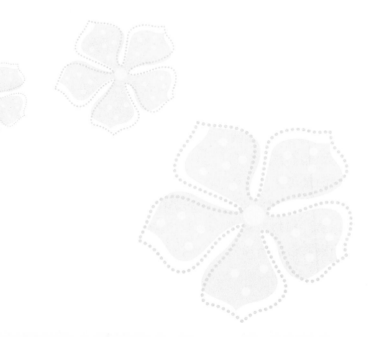

# "更上一层楼"——让小腿动起来

　　冬季，户外活动受到限制，宝宝的锻炼场不得不移往户内，致使不少家长犯愁：户内场地狭小，能做什么运动呢？当然能，比如登楼梯就是一项好运动，值得向你推荐哦。

　　上下楼梯看似简单，却可给宝宝带来实实在在的好处，至少体现在以下3个方面：

### ☺ 有助于动作能力的发育

　　无论是大人还是幼儿，上下楼梯首先要活动膝关节，同时要调节身体的平衡，可见，登楼梯不只是一项关节活动，还是很好的平衡运动，可增强孩子的腿部力量，为以后的奔跑、跳跃等复杂动作做好铺垫。试看刚学登楼梯的孩子，只有借助楼梯的

扶手或大人的牵引才能使自己保持平衡，原因在于3岁以前的孩子身体重心偏高，肌肉缺乏锻炼，因而站立不稳。当其持续锻炼一段时间后，膝关节就渐渐变得灵巧自如，肌肉结实且有韧性，加上大脑功能的进一步完善，对动作指令的刺激也越来越敏捷，眼、手、脚的协调能力"更上一层楼"，从而能轻松自然地甩动双臂在楼梯上跑上跑下，表明其动作技能已跃升到了一个新的高度。

### ☺ 有利于锻炼意志与品质

　　刚开始登楼梯时，孩子都有一定的恐惧心理，望着高高的楼梯不敢挪步。此时，大人给予鼓励与帮助，让他勇敢地迈出第一步，登上第一级台

阶，他就获得了勇气与信心。随着登攀级数的增加，视野渐渐扩大，脚步更加有力，并充分感受到成功带来的喜悦与快乐。就这样日复一日，其毅力与信念一点一点地积累，逐渐养成胆大、勇敢、坚强、不怕困难等优良品质。

☺ 有助于锻炼孩子的心肺功能

登楼梯的运动量比平地行走甚至跑跳都大，可加快心跳，加深呼吸，对孩子稚嫩的心、肺等脏器功能有良好的锻炼作用。

不过，登楼梯可不同于平地行走那么简单，必须待宝宝的运动能力发展到相应程度才能列入锻炼计划。因此，父母们首先应当了解宝宝动作能力的大致发育进程。

| 1岁 | 大部分孩子开始练习用手脚向上爬楼梯 |
| --- | --- |
| 1岁6个月左右 | 孩子可以自己爬楼梯，但往往是前后脚同一个台阶地前进，而且需要扶着墙壁或扶手 |
| 2岁左右 | 已不太需要扶手，且可以随时停下，甚至转身，但依然是前后脚同一台阶地前进 |
| 2岁6个月以后 | 孩子慢慢地能做到每阶一脚地上楼梯，但下楼梯还需要两脚同一台阶地下，等下到最下面一个台阶时，只要台阶不是太高，大多喜欢双脚往下跳 |

必须强调的是，上述说的是一般规律，至于你的孩子如何，需要先对其动作发展的成熟度作出客观的评估，确定是否已经具备登楼梯的能力，再决定登楼梯练习的时间表。评估根据4个标准进行：

| 标准1 | 宝宝已能稳当地走路，很少跌倒 |
| --- | --- |
| 标准2 | 用一只手扶住栏杆，可以慢慢上楼梯 |
| 标准3 | 能爬上成人座椅 |
| 标准4 | 能利用四肢顺着楼梯爬上爬下 |

一般说来，在宝宝登楼梯以前有一个过渡阶段：爬楼梯。以手脚爬行方式上下楼梯，对颈部神经或大小肌肉都有明显的帮助，不少宝宝在其七八个月大时（爬行练习的黄金期）爬行不足，在爬楼梯时显得较为笨拙，大人应充分抓住这段时间补足爬行课，强化他们的运动能力，为即将开始的登楼梯运动打下坚实的基础。

由于这个年龄段的宝宝手脚的灵敏度尚不足，常常无法控制身体，若一时站不稳，就容易跌落下来。因此，登楼梯练习的开始阶段还不适合在楼梯上进行，不妨利用婴幼儿常使用的泡沫积木堆成阶梯状，让其模拟登楼"演习"。

"演习"一段时间后，宝宝已能比较熟练地掌握登楼梯的动作了，即可进入"实战阶段"。做法是：大人位于孩子身后，以双手牵着他的上臂，让他利用手脚的力量向楼梯上移动。如果孩子跨脚吃力，身体不平衡，大人可双手扶其腋下，用较大的助力，帮助他两脚交替迈上楼梯。以后大人可逐渐减少助力，让孩子尽量用自己的力量登楼。为了激发孩子登楼梯的热情，大人还可把他所喜欢的玩具放到楼梯的台阶上，诱惑他去拿；或者一个大人（如母亲）站在楼梯上，向孩子拍手，呼唤他的名字，另一个大人（如父亲）扶着他慢慢登上楼梯。以后，随着练习的深化，可逐步鼓励孩子自己扶着栏杆登上台阶。

请父母注意：扶持宝宝时须以其整个上手臂为主，千万不可只抓住手肘以下的部位，否则容易造成伤害，如关节脱位等，症结在于孩子的骨关节还很脆弱之故。

待宝宝能稳定地扶着栏杆上楼梯后，再将下楼梯列入训练计划。要知道，下楼梯的难度大于上楼梯，孩子不容易掌握，而且有一定的危险，大人务必做好保护工作。如开始阶段扶着孩子体会高和低的感觉，使他体验并掌握深浅感，以后教他试着自己扶着栏杆迈下阶梯，最后才放手。原则是循序渐进，以安全为前提。

父母也可将一些早期教育的内容

引入到登楼梯运动中，如教孩子上下台阶的同时数出楼梯的阶数，让他的数学逻辑智能在攀爬楼梯的过程中，不知不觉地得到提升，可谓一举多得。大人还要仔细观察孩子的步态，如果孩子登台阶、下楼梯时经常磕磕绊绊甚至摔跟头，要及时到医院检查，以便早期发现可能存在的疾病，如弱视、关节病等。

最后提醒家长，孩子登楼梯运动最好生活化。比如外出或归来时，一些父母喜欢抱着或背着孩子上下楼，虽然保护了孩子，也节省了上下楼梯的时间，却让孩子白白失去了一个锻炼的好机会，殊为可惜。

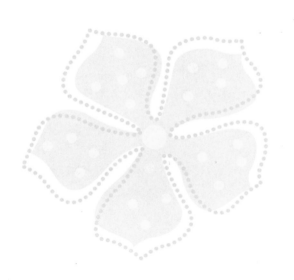
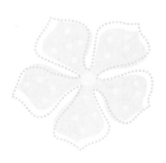

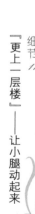

细节 11
「更上一层楼」——让小腿动起来

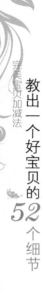

# 水——宝宝的好"玩具"

夏季，气温居高不下，宝宝的最佳玩具非水莫属了，至少可获得以下七大妙处：

| 妙处 1 | 水清爽凉快，能防暑降温，给人以舒适感，宝宝乐于接受 |
|---|---|
| 妙处 2 | 锻炼宝宝的肢体，增强协调性与平衡感 |
| 妙处 3 | 锻炼腹肌与肠胃，强化消化功能，对夏、秋的高发病——腹泻有一定的防范作用 |
| 妙处 4 | 为血液循环创造了有利条件，有利于提高心血管系统的功能 |
| 妙处 5 | 水的流动和肌肉的运动，可起到"按摩"血管的作用，有利于血液循环，进而提升心血管的功能 |
| 妙处 6 | 水中运动能为宝宝塑造健美的体态，获得均匀而修长的四肢，并可促进生长发育 |
| 妙处 7 | 让宝宝掌握一些水性知识与技能，日后面临突发的水灾时有应对的本领，增加化险为夷的机会 |

具体如何玩水呢？育儿专家设计的方案可供你参考。

☺周岁之内

6个月的宝宝就可以与水接触了，比如教他在水里嬉戏、泼水花或做其他小游戏。"上臂操"值得推荐，做法是：给孩子带上游泳圈，放在水池中，父母双手握其上臂，按节拍前后摆动，或做30度左右的圆周外展动作。每遍做8～10次，做2遍。目的有二：一是让孩子熟悉水，逐渐适应水中的活动，从水中得到快乐，为下一步的水中锻炼打好基础；二是锻炼孩子的上臂关节，增强协调能力。

❀ 爱心提示

提示1：给宝宝穿上下水专用的尿布，避免在水池中大小便而污染环境。

提示2：用胳膊护住宝宝。

提示3：注意安全，防止宝宝呛水或溺水。

如果宝宝是在水盆中玩水，水位在宝宝站立的状态下以不没过膝盖为宜。当宝宝坐下去的时候，刚没过大腿或不没大腿都可以。如果水太多，宝宝的身体容易漂浮，这样活动起来很困难。

☺ 1～2岁

周岁后的宝宝，父母可坐于池边，双手托住孩子的腋下，做小腿屈伸动作。注意：托住小宝宝的手要抓牢，让其在水中任意蹬腿。此法可锻炼孩子的平衡感，消除对水的恐惧感。

到了2岁左右，可教他学习挥臂（如把球扔向水池对面，或者伸手抓球等）、踢腿、躺在或趴在水面上。或父母屈腿跪于池边，双手抓住孩子的上肢，帮助其在水中旋转，以锻炼孩子的协调性与水感。

❀ 爱心提示

运动量要适度，如蹬腿锻炼每遍做10～20次，做2～3遍即可。旋转锻炼每遍做6～8圈，做2遍。做旋转锻炼时带上游泳圈，沿顺时针方向做1遍后，再沿逆时针方向做1遍。

宝宝与大人相比更容易晒伤，所以在户外玩水时，要戴好帽子，避免强烈的阳光直射到宝宝。为了防止肌肤晒伤，玩水之前一定要给宝宝涂抹儿童防晒霜。

☺ 3岁

父母站在水中，让宝宝抱住自己的腰部，做任意打腿动作，以锻炼孩子的腿部肌肉。每遍做15～25次，

细节 18
水——宝宝的好「玩具」

做 2 ~ 4 遍。

❀ 爱心提示

提示 1：下水前让宝宝的各个关节充分活动，大人可用手掌在孩子的腰、膝、肩、肘等主要关节部位快速摩擦，使神经系统的兴奋性提高。

提示 2：注意让宝宝牢牢地抱住大人的腰。

☺ **4 岁**

带宝宝在水中跑步，利用水的特性消耗多余的热量，锻炼孩子的心肺功能。每趟跑 3 ~ 5 分钟，做 2 ~ 3 趟。

❀ 爱心提示

跑步时频率尽量加快，小腿抬高，水位要在孩子的肩部以下。

☺ **4 岁以上**

宝宝满了 4 岁以后，运动与协调能力大增，是学习游泳的最佳年龄段。不少父母担心孩子太小，难以掌握复杂的游泳技巧。其实不然，孩子在娘肚子里的时候，就是漂浮在羊水中，因而具有天生的屏气本能。出生后屏气的本能会有一定的消退或遗忘，但并未完全忘却，一经提醒很容易学会，

故 4 岁以后就可以逐步学习并掌握在水面上漂浮的技术了。

❀ 爱心提示

提示 1：不要吃饱了游泳。吃饱后血液流动慢，容易压迫胃部，导致四肢活动不顺畅，呼吸困难，腿部抽筋。

提示 2：游泳需要群体情绪的相互感染，没有小伙伴和其他人的环境会影响孩子的状态，故不宜单独带孩子游泳。

提示 3：为确保安全，最好选择泳池中水位较浅的地方锻炼。游泳时不要用力过猛、过大，避免对宝宝的身体造成损伤。

☺ **护耳措施要跟上**

水中锻炼最容易累及耳的健康，特别是游泳。泳池的水侵入耳朵后，一方面可将耳垢泡涨，塞住耳朵，影响听力；另一方面，池水含有大量的细菌，可侵犯外耳道并引起发炎，炎症向里进犯则可形成中耳炎。也可因呛水，污水通过"鼻－鼻咽－中耳通道"，将细菌带入中耳而发炎。通常在

游泳后数小时出现症状，如耳朵疼痛、灼热感或颈部淋巴结肿大，牵拉耳朵或压迫耳屏会出现痛感，严重者可引起耳朵流脓、耳鸣及暂时性听力障碍等危险后果。

不过，中耳炎完全能够预防，措施有：

| | |
|---|---|
| 措施 1 | 下水前，可用耳塞或蘸有凡士林油的脱脂棉塞紧外耳道，不让池水侵入耳内 |
| 措施 2 | 水中锻炼，尤其是游泳，尽量避免呛水，一旦不慎呛水，水侵入了鼻腔，立即采用擤鼻法排水，即用手指紧压一侧鼻孔，用另一侧鼻孔缓缓擤出水液，两侧鼻孔轮流做 3～4 次，注意不可用力过猛，否则有引发中耳炎及鼻窦炎之虞 |
| 措施 3 | 上池后及时取掉耳塞，并把外耳道内的积水排净，方法：将头偏向一侧，并用手向后上方牵拉耳郭，同时做单腿跳跃动作，如果耳内发痒，可用 75% 的酒精棉轻擦外耳道，切忌用手或其他物体掏挖，以免弄伤耳道或鼓膜 |
| 措施 4 | 一旦孩子诉说耳内疼痛，应及时去医院耳科就诊 |

# 球类"玩具"，永远不会过时

积木、小汽车、洋娃娃……宝宝的玩具箱快要满了。还缺什么玩具呢？球类！宝宝天生就对球类玩具感兴趣，玩球既是运动，又是游戏，在增强体能的同时提升聪明才智。随着年龄的增长，球类也在不断变换着角色，促进宝宝成长发育永远不会过时。

看看儿童保育专家精心设计的精彩球类游戏吧，总有一款适合你的宝贝。

☺ 看球

年龄：适合 1 岁以内的宝宝。

效益：增加宝宝的视觉刺激，提高眼球的追视能力。

玩法：出生后 2 ～ 3 个月，将小球悬吊起来吸引宝宝的注视，或大人拿着球在他眼前移动。待 4 个月大后，颈椎支撑力量比较稳固了，家长可以辅助他坐着，再进行同样的游戏，让他练习颈部移动。

☺ 数球

年龄：适合 1 岁以上的宝宝。

效益：启蒙宝宝的数字概念，让他明白从小到大，或者从大到小是怎么回事。

玩法：准备几个大小不同的的球，如弹球、乒乓球、足球、篮球、排球等，按从小到大的顺序递给孩子，同时口里数"1、2、3……"，要求宝宝跟着做。

☺ 画球

年龄：适合 1 ～ 2 岁的宝宝。

效益：体验在不同材质上作画的感觉，发散宝宝的思维，满足其往非纸面物体上涂鸦的欲望。

玩法：准备好毛笔与颜料，鼓励宝宝用球当画纸涂鸦，涂完后大人将其洗净，开始下一轮涂鸦，如此反复进行，直到不愿做为止。

### ☺ 乒乓球"比赛"

年龄：适合1岁到2岁的宝宝。

效益：提高手的控制能力与手眼的协调性，促进竞争意识的初步建立。

玩法：准备七八只乒乓球与3把小勺，乒乓球放在塑料筐里，父母与孩子每人手里拿一个小碗，用勺子将球舀到小碗里，看谁舀得多。

### ☺ 推球

年龄：适合1岁半到2岁的宝宝。

效益：增强上、下肢的运动肌力与控制能力。

玩法：

❀ 胸前推球　宝宝坐在小椅子上，背部紧靠椅背，双手相对捧住小皮球，屈肘将球从胸前用力推出。父母坐在对面，将球接住，然后从地上滚给孩子。上述方法可推、接、滚交替进行。也可搬开椅子，父母与孩子相对站立，互相推、接、滚球，待宝宝熟练后可逐步拉大距离。

❀ 用脚推球　宝宝面对墙，在50厘米处坐下，用小胳膊在身体后面作支撑，父母放一个皮球在孩子的脚下，让他先练习原地用脚底滚球，待熟练以后，叫他用脚将球踢出去，并尽可能用脚接住反弹回来的球。

### ☺ 滚球

年龄：适合2岁左右的宝宝。

效益：提升手腕的力量与手眼的协调性，促进亲子关系的建立。

玩法：父母与孩子面对面坐在地上，保持2米以上的距离，双腿分开，与宝宝互相对着滚球。

### ☺ 接球

年龄：适合2岁以上的宝宝。

效益：训练手眼的协调性和快速反应能力，让宝宝对物体运动方向的改变有一定的预测性。

玩法：

❀ 第1步　接抛来的球。父母和

宝宝相距一定的距离，轻轻地把球抛给宝宝，鼓励他接住。

❀ 第 2 步 接反弹过来的球。在第一步游戏训练的基础上，父母可先把球在地上反弹一下，再要求宝宝接住。

☺ 抛球

年龄：适合 2 ~ 3 岁的宝宝。

效益：同接球。

玩法：

❀ 第 1 步 父母与宝宝分别自抛自接球，看谁抛得高，接得稳；或者父母、孩子各自抛球后击掌再接球，看谁抛球后击掌次数多并接住球。

❀ 第 2 步 父母、宝宝相互抛接球。

❀ 第 3 步 两人抛接球，一人在中间抢球，抢到球后轮换进行。

☺ 拍球

年龄：适合 3 岁以上的宝宝。

效益：训练连续动作的技巧。

玩法：当宝宝能稳稳地接球后，开始训练拍球。大人先拍球示范，让孩子抱球，然后让孩子试拍，大人抱

球，反复多次后教他连起来做。接近 3 岁的宝宝基本可以掌握，然后教他连续拍球。

4 ~ 5 岁的宝宝可训练接力拍球。先做原地接力拍球：父母与宝宝对着站，规定每人拍几下。宝宝熟练后转入行进拍球接力：爸爸边走边拍球到达孩子面前，将球传给宝宝，宝宝接球后边走边拍并传给母亲，再传给爸爸，反复进行。

6 岁左右，可引导宝宝双手拍球越过障碍物。用几个饮料瓶、罐或玩具排成一行，物体间的距离约 1 米。父母与孩子各持一球，前后鱼贯地行进，双手交替拍球，绕过每个物体。

☺ 转球

年龄：适合 3 岁以上的宝宝。

效益：提高手指的灵活性与力量，增强双手的合作能力。

玩法：准备一个与宝宝的手大小合适的花皮球，父母先示范，用四指配合拇指将球转动，然后教宝宝照着做。

☺ 玩保龄球

年龄：适合 3 岁以上的宝宝。

效益：促进手眼协调发展，提高空间知觉能力。

玩法：将易拉罐做成靶子，让宝宝坐在距离靶子 2 米以外处，将球滚过去撞到易拉罐。

☺ 吹球

年龄：适合 4 岁以上的宝宝。

效益：提高肺活量，促进胸部发育，增强身体素质。

玩法：准备一个乒乓球，再用积木搭一个小"球门"，将乒乓球放在距"球门"20 厘米处，父母先示范，用嘴将球吹进"门"，然后鼓励宝宝照做。

☺ 踢球

年龄：适合 4 岁半到 5 岁的宝宝。

效益：促进宝宝的主动性与创造性发展，增进亲子感情。

玩法：

❀ 第 1 步　父母、宝宝三人相互用脚踢传球，看谁传得准，接得稳。

❀ 第 2 步　妈妈在前踢球，爸爸与宝宝快速追球，看谁先用脚抢到球，三人轮换做。

❀ 第 3 步　用两个纸盒做"球门"，爸爸当守门员，妈妈与宝宝将球踢进门，三人轮换做。

☺ 几点忠告

| 忠告 1 | 2～3 岁的宝宝，要注意球的材质不宜太硬，气不要打得太足，以免球反弹回来而碰伤身体 |
| --- | --- |
| 忠告 2 | 球类运动容易让宝宝兴奋，宜在午睡以后做，时间不要过长 |
| 忠告 3 | 球的大小合适，玩乒乓球时不用太小的玻璃珠，以免发生危险 |
| 忠告 4 | 玩保龄球时，要注意观察宝宝的滚球动作是否有方向性，并及时给予指导 |
| 忠告 5 | 吹球最好在床上或是沙发上做，不宜在桌子上做，因为桌面太光滑，球会到处乱滚 |
| 忠告 6 | 踢球适合在场地大些的地方做，球门也要大一点，踢球方向只能向前不能向上 |

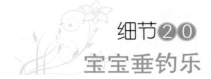

## 细节⑳
## 宝宝垂钓乐

知道吗？钓鱼，这项既传统又新潮的体育活动，已经堂而皇之地迈进了儿童教育的领地。美国佛蒙特州教育委员会决定将每年6月的第1周定为"垂钓周"，鼓励孩子们走出教室，到江河湖海去感受钓鱼的乐趣。

其实，我们的老祖宗更是"先知先觉"，早就提倡孩子不仅要学"种瓜"，还要学"垂钓"。有诗为证："蓬头稚子学垂纶，侧坐莓苔草映身。路人借问遥招手，怕得鱼惊不应人。"短短28个汉字，就将宝宝垂钓的稚气与认真态度表现得活灵活现。这首诗出于一位叫做胡令能的唐代诗人之手，说明早在唐代，垂钓就已被列入孩子的"教程"了。相比之下，美国人只

能算作"后来者"了。

那么，为什么老祖宗与洋人"所见略同"呢？原来，看似简单的垂钓活动内蕴极其丰富，能在儿童教育中发挥其他形式所不可替代的作用。

首先，美国儿童教育专家与全美垂钓协会的一项专题调查证实，与一般儿童相比，爱垂钓的孩子中，吸烟、酗酒、吸毒、旷课和参与暴力者所占的比例较低。越早学垂钓，孩子学坏的可能性越小。另一项涉及600多名成年男子的研究资料亦显示，凡在8岁以前就开始钓鱼者，普遍未染有恶习，也未有犯罪前科。专家的解释是：越早开始垂钓的人，往往越早投身于大自然，从而热爱大自然，使心灵得

到净化，性格变得十分平和，因而不大会有反社会倾向，对"世俗的诱惑"也具有一定的抵抗能力。一句话，孩子垂钓有利于精神发育，进而形成健康的个性与人格。

其二，美国科学家对数百名儿童所进行的人生成长性实验表明，从小爱好钓鱼，对磨炼意志、锻炼耐性很有助益，可拓宽孩子的"忍耐域"，促进其养成专心做事的习惯，成年后大多数都有良好的事业心，适应社会的能力较强。

其三，垂钓也是一项文化活动，具有深广的内容，是孩子认识自然、增长能力的一个有效途径，并可触类旁通，获得许多在家庭里、托幼机构乃至校园中无法获得的知识，进而提升他们的联想、思维以及记忆能力的发育速度，提高智商。

至于垂钓对宝宝体格发育的促进作用，更是不可小视。比如制作饵料、准备渔具、徒步行走、蹲下站起等，将躯体运动与脑力锻炼融为一体。同时，置身于青山绿水、鸟语花香之中，呼吸新鲜空气，沐浴朝晖晚霞，获得更多的氧气与日光荷尔蒙，免疫力得以增强，孩子自会长得更高更壮，从而减少与疾病结缘的几率。

总之，垂钓对于宝宝可谓有百利而无一害，何乐不为呢？

当然，宝宝垂钓与大人不同，垂钓目的、所用渔具、垂钓地方都要从孩子的角度考虑。首先要选择一根好的钓竿。在常见的几种钓竿中（软型手竿、硬型手竿、竹制渔竿等），以软型手竿最好，竿细轻巧，弹性好，节数多，扬竿后鱼在水中挣扎的时间长，垂钓趣味浓厚，握竿久钓也不会觉得手酸腰疲。垂钓的地方要空气新鲜，视野开阔，背风向阳，无危险。时间需根据节令来定，比如夏、秋等高温季节，以晨昏（上午 8 ～ 10 点，下午 4 ～ 6 点）为好。

具体的垂钓方法要根据宝宝的实际能力安排，循序渐进，逐步到位。

| 1岁以后的宝宝 | 可观察大人做钓鱼游戏——挑一个大纸盒当做小河或池塘，几个金属盖子（比如瓶盖）做鱼，瓶盖涂上漂亮的颜色，再用一根竹竿当钓竿，系上一条线，绑上一块磁铁充当钓钩，让宝宝站在盒子旁，可以很清楚地看到鱼，父母则站在一旁钓鱼给他看，并告诉他所做的每个动作，虽然孩子可能还不懂你说的话，也不能亲自钓鱼，但他会作为一个忠实的观众，很有兴致地看你钓鱼 |
|---|---|
| 2岁以后的宝宝 | 可亲自操作钓鱼游戏，大人在一边给予指导 |
| 3岁以后的宝宝 | 活动能力增强，大人外出钓鱼时，可让宝宝同往，指导他参与钓鱼的准备工作，如鱼饵的制作、渔竿的使用与保管等 |
| 4岁以后的宝宝 | 可鼓励宝宝亲执钓竿，进入实地垂钓体验，直接感受钓鱼的乐趣，钓鱼归来后，鼓励他将当日的垂钓场面或收获画成一幅儿童画，或者编成一段故事，甚至写成一段日记，将快乐锻炼与快乐学习结合起来，效果会"更上一层楼" |

# 自然慢跑，宝宝的最佳运动

　　"生命在于运动"，成人如此，宝宝亦然。不过，运动方式形形色色，哪一种最值得推荐呢？对于3岁以上的宝宝，自然慢跑堪称最佳。一方面，慢跑是一种较为平稳和缓慢的跑步形式，运动时心率一般为每分钟140～150次，比较适合3～6岁年龄段幼儿的生理特点。另一方面，这个年龄段的孩子肢体动作不太协调，肢体力量较弱，平衡能力较差，而慢跑时步幅小、步频大，是发展幼儿平衡能力和肢体力量的一个有效手段。

　　当然，跑步与走步一样，不是天生俱来的，而是需要一个学习的过程，此时父母扮演好教练员的角色势在必行。可从以下几点做起：

| | |
|---|---|
| 方法1 | 走跑交替，这是孩子刚开始学跑时的最佳方式，父母应以游戏的形式来激发孩子的兴趣，例如在跑步中穿插有模仿鹅、鸭等动物动作的走步等 |
| 方法2 | 教会宝宝正确的慢跑姿势，大人可通过示范，纠正宝宝腿部的动作，逐步达到步子大、落地轻的效果 |
| 方法3 | 帮助宝宝学会用鼻子呼吸的方法，年龄越小就越难做到这一点，故一般是先教会幼儿口鼻呼吸，呼吸时嘴不要张大，然后过渡到完全用鼻呼吸 |
| 方法4 | 根据宝宝的体质强弱与气候变化，安排好跑步的强度与持续时间，从几分钟开始，逐步加长时间，由于幼儿期各方面的功能还不完善，初始阶段可将慢跑与行走交替进行（如跑一阵子又走一会儿），一般不超过20分钟为好，夏季尽可能安排在清晨，冬季可适当晚一点 |

| 方法 5 | 慢跑前不要吃得过饱，也不要进食后马上跑步，当然，空腹时也不宜跑步，否则会给宝宝的身体带来消极的影响 |
|---|---|
| 方法 6 | 慢跑前宜适当做些准备活动，如体操、跳跃等，慢跑结束后，不要立即停下来，可做些放松活动，让身体逐步恢复到平静状态 |

刚才已经提及，宝宝的平衡能力尚在发育中，而跑步时步子的幅度小，频率却较快，显得头重脚轻，容易摔倒。这也是一些父母担心之所在，有些家长甚至因之而限制孩子学习跑步，以求得安全。其实，"因噎废食"大可不必，父母只要教给他们一些自我保护的方法，让他们在运动中掌握一定的跑步技能，即能化险为夷。

首先，在跑步前向宝宝提出要求，务必注意安全。比如，不要在马路边或人多的地方跑步，以免互相碰撞；跑步时眼睛要向前看，注意突然出现的意外情况；避开土堆、碎石、沙滩等障碍物，以免跌伤。

其二，教会宝宝自我保护。平时跟宝宝谈谈人体的生理结构和特点，灌输一些卫生常识及跑步的技能，如跑步的正确姿势及呼吸方法，尽量避免张口呼吸；帮助他们学会避让，躲开障碍物。

其三，教宝宝学会控制跑步的速度和时间。一般而言，宝宝的自控能力和时间概念较差，往往凭兴趣来决定运动时间。为此，父母可先给孩子领跑，让他逐渐熟悉并掌握跑步的节奏与速度。当速度控制恰当以后，再训练时间概念，可按照跑步的远近来拟定，如用同一种速度跑几分钟，或在公园、操场上跑几圈。当孩子掌握了跑步的速度和时间以后，就不会发生呼吸困难、气喘吁吁等不适征象了。

其四，选择一双好跑鞋，鞋子要宽松，鞋底宜厚而软，特别是在水泥路等较硬的路面上跑，鞋子更要有弹性。

其五，慢跑结束之后，一定要及时换掉汗湿的内衣，防止着凉。有条件的家庭最好洗个温水浴，尤其要注意脚的卫生，可用温水多洗几次，也可配合做些简单的按摩，如脚底穴位按摩等。

最后一点，宝宝尤其是学龄前的幼儿不宜长跑锻炼。生活中常可看到四五岁的宝宝跟在大人身后做远距离跑步，其实不妥。长跑是指女子 800 米以上、男子 1500 米以上的跑步，是一项很费体力和耐力的运动，不利于儿童健康。

从医学角度看，四五岁的宝宝身体各部分的功能还不成熟，尤其是与运动直接相关的骨骼、肌肉还很稚嫩，比如骨骼弹性大、硬度小，容易发生变形，肌肉的纤维较细，易疲劳和受伤；再说呼吸与循环系统方面，幼儿的肺活量相对较小，呼吸频率比成人快，心脏也只有大人的 1/3 大，心脏壁薄，每次搏动输出的血量少，故难以适应长距离的跑步。

## 细节 ②②
# 冷水锻炼在秋季

秋季宝宝做什么运动好呢？冷水锻炼值得推荐。从节令上看，秋季是天气由热（夏）到冷（冬）的转折点与过渡期，而冬季的麻烦一点也不比夏季少，甚至有过之，这就是严寒。为了预防严寒带来的威胁，提高宝宝组织器官的免疫功能，增强机体的耐寒能力，进而减少冬季易发病的侵袭，耐寒锻炼不可少。冷水浴就是耐寒锻炼的一大法宝，特别适宜于儿童。

奥妙何在？原来冷水的传热速度为空气的 20 倍，散热也比空气快得多，所以从秋季开始进行有规律的冷水流刺激，可大大提升孩子神经系统特别是体温调节中枢的敏感性与应变能力，促进局部及全身的血液循环和新陈代谢，进而增强身体对外界冷热气温变化的应变能力，使其能更灵活地适应大自然的阴晴凉热，并减少罹患感冒、支气管炎乃至肺炎等呼吸道疾病的机会，以便平安度过冬天。

其实，冷水浴的好处还有很多，除了提升宝宝的耐寒能力外，对肺、心、肾等重要脏器的功能增强亦有很大的帮助。

肺脏首当其冲，在寒冷的环境里，吸入的空气先要通过肺脏进行加温，肺脏功能的提高是必然的。其次是心脏，心脏被肺脏包围，当肺脏温度降低以后，将导致心脏温度降低，寒冷时皮肤的毛细血管收缩，外层循环减慢，迫使心脏功能也随之提高。同时，血液循环大量经过的器官除了肝脏就是肾脏，冷水浴能使原来功能较弱的肾功能明显增强。

冷水浴前要做好准备，包括两方面：孩子方面要准备好衣服、毛巾、浴袍、乳液、婴儿油等，并放在固定的地方，不要到时候找不着而手忙脚乱；至于父母方面，应穿一件防水围裙，保护自己的衣服，并在膝上与前身覆盖一条大而软的毛巾，目的是做完冷水浴后抱孩子时，宝宝会感到舒服与温暖。

☺ 冷水洗脸

用冷水为宝宝洗脸、洗手，属于冷水锻炼中最温和的一种方式，出生后 7 ~ 8 个月的宝宝即可开始做。水温或部位要遵循循序渐进的原则，切忌一步到位。先说水温的把握，头几天用与体温相同的温水（36℃ ~ 37℃），逐日降低温度，如35℃、34℃……直到最低水温28℃，并坚持下来。再说部位，起初几天只限于洗一只手，然后扩展到两手。这种洗法与通常的温水洗脸不同，后者是为了清洁卫生，而前者的目的是通过局部冷刺激来激发婴幼儿全身的耐寒能力。就一天而言，上午 10 点以后、下午 4 点以前气温较高，可做 2 ~ 3 次。但晚上睡觉前清洗脸或手宜用温水，不用冷水，因为冷水容易使神经系统兴奋，影响睡眠。

☺ 冷水洗脚

人的各个部位是一个统一的整体，某一个部位的细小变化都可能影响到其他部位而发生反应。就说冷水洗脚吧，不仅脚部血管剧烈收缩，而且未受冷水刺激的其他部位也有不同程度的变化，鼻部最为明显，在脚部受冷水作用时，血管反射性收缩，血流减少，鼻黏膜温度可下降；过一阵子脚部血管开始扩张，鼻黏膜的温度也随之上升。所以，洗脚与洗脸一样，也要从温水开始，逐步降低水温，防止鼻黏膜温度骤然降低而诱发喷嚏、鼻涕等。在降到16℃ ~ 18℃后，就不要再继续降低了。坚持锻炼一个时期后，如反应良好，再以最慢的速度降低水温，一直降至4℃左右。每次浸泡脚部 1 ～ 2 分钟，同时家长要不断地按摩孩子的脚部。

☺ **冷水擦身**

属于中等强度的耐寒锻炼，适合于周岁以上的宝宝。用备好的毛巾浸透冷水，稍拧一下，开始擦浴。先从手、脚等四肢部位开始，再擦颜面、颈部、臀部、腹部，胸部与背部最敏感，可放在最后擦浴。未擦和已擦部位，用干毛巾覆盖。每次持续 2 ～ 3 分钟，擦至皮肤微微发红为止，再用干毛巾擦干。水温掌握：首次用与体温相同的水温，每隔两三天下降 1℃，最低可达 22℃。至于室温，初秋阶段气温较高，自然室温就可以了，到了仲秋特别是深秋阶段，天气越来越凉，室温不宜过低，以 16℃ ～ 18℃ 为限。如果因病或其他原因停了一段时间，恢复时最好用停止前最后一次的水温或略高一些。

☺ **冷水冲淋**

属于较强的耐寒锻炼，宜于 3 岁以上的幼儿。先用冷水擦浴，两三分钟后再冲淋。冲淋水温：首次用 24℃ ～ 26℃ 的凉水冲淋，每星期降温 1℃，最低可降至 12℃。淋浴喷头不要高过儿童头部 40 厘米，从上肢沿胸背、下肢喷淋（不可让冷水直接冲淋头部），动作要迅速，冲淋后用干毛巾擦身，擦至皮肤轻度发红为止。每次持续 3 ～ 5 分钟。每天冲淋 1 次，选择在一天中气温相对较高的中午施行为好。孩子身上一旦出现鸡皮疙瘩或寒战反应，应马上停止冲淋。

冷水锻炼结束后，立即用浴巾包住宝宝的身体，擦干后穿上浴袍。如果空气过于干燥（比如在北方），可以适当抹一点儿童专用的乳液或婴儿油，以保护皮肤。

哪些宝宝可做冷水锻炼呢？从防病保健的角度看，所有发育正常的儿童都是冷水锻炼的适宜人群。不过，传染病及其恢复期、先天性心脏病、免疫功能缺陷、重症营养不良、体质较为衰弱的孩子不宜冷水浴。另外，如果宝宝的皮肤对冷水敏感，遇到冷水就起疹子、生紫斑，也不能进行冷水浴。

不少父母常发出这样的疑问:"宝宝吃的穿的玩的都很干净,怎么会受污染呢?"告诉你吧,不少污染物都是通过种种载体"暗度陈仓"而潜入宝宝体内的。以下6种即为常见的载体,父母千万得当心哦。

☺ **载体1:漂亮衣裤**

❀ **污染物** 甲醛。

❀ **生活实例** 霞霞妈妈爱逛时装店,一见到时髦的新款衣裤就会慷慨解囊,对自己是这样,对宝贝女儿也如此。在妈妈的关照下,霞霞简直成了个童装模特儿,身上不断更换着款式。可有一次,买回一款打了折的上装,女儿穿上后不久就开始打喷嚏,又出现咳嗽。她去咨询大夫,大夫告

诉她可能是孩子对面料中的甲醛过敏所致。

❀ **专家分析** 时装在生产过程中,混进了不少有害物质,甲醛就是其中的一种。孩子穿了这种甲醛超标的服装后,轻者会发生皮肤过敏,出现红肿、发痒等症状,重者打喷嚏、咳嗽,继而引发气管炎等病症。请看有关部门针对婴幼儿针织服装的检测资料,在24项针织品中,甲醛含量超标的品牌达到6种。小宝宝由于多有吮咬衣物的习惯,更容易通过口腔与皮肤等渠道吸收甲醛等有害物质而受害。

❀ **应对策略** 父母在选择童装时必须做到一买、二闻、三洗、四观,以减少甲醛之害。

| 策略 1 | 甲醛主要来自廉价的染料和添加剂，因此不要给孩子购买进行过抗皱处理的服装，尽量选择小图案的童装，而且图案上的印花不要很硬，也尽量不要购买漂白过的童装 |
|---|---|
| 策略 2 | 闻闻童装上是否有股刺激性特别浓重的气味，由于经营场所一般面积较大，有时气味难以闻出，而拿到家里就容易识别了 |
| 策略 3 | 甲醛容易溶解于水，童装买回家后，最好先用清水充分漂洗晾干，不要迫不及待地给孩子穿上 |
| 策略 4 | 给孩子穿上新款衣裤后，如出现皮肤过敏、情绪不安、饮食不佳、连续咳嗽等症状，应考虑可能是甲醛惹的祸，要尽快换下，并到医院诊治 |

☺ **载体 2：彩色食品**

❀ **污染物** 食品添加剂。

❀ **生活实例** 果果刚满 2 岁，已是个小小"美食家"了，尤其钟爱各种花花绿绿的食品，比如棒棒糖、果冻、饮料等，几乎每天都要享受 1 次以上。

❀ **专家分析** 像果果这样偏爱彩色食品的孩子不少，可你知道吗，彩色食品中含有色素、香精、防腐剂等食品添加剂，这些添加剂差不多都是化学合成的，食用过多可对孩子的脑、肝等器官产生危害，引起诸如多动、脾气变坏以及冲动式反抗等现象。

❀ **应对策略**

| 策略 1 | 多食用天然食品，或含有从花卉中提取的天然色素的食品 |
|---|---|
| 策略 2 | 选购时请注意标签的内容，如品名、厂名、厂址、标准代号、配料表、生产日期、保质期、净含量，尤其要重视配料表，要了解食品中的主要成分，再确定是否给孩子食用 |
| 策略 3 | 尽量选购不含色素、防腐剂、食品添加剂的食品 |

☺ **载体 3：时尚音响**

❀ **污染物** 噪音。

❀ **生活实例** 电动玩具、音响、卡拉 OK 等相继进入家庭，虽大大丰富了人们的生活，却也给孩子带来了隐患。

❀ **专家分析** 耳朵是宝宝获得信息的重要器官，孩子通过辨别、模仿周围环境来学习语言、获取知识、交流情感。现代医学证明，一旦我们环境中的噪声超过 50 分贝，就会影响人的休息和睡眠，大于 70 分贝会使人烦躁、精力不集中，而宝宝如果在超过 80 分贝的噪声刺激下，有可能影响听力，日后表现为语言发展差，缺乏表达能力与好奇心。

❀ **应对策略**

| 策略 1 | 不要将宝宝置于噪声污染严重的地方，如电动玩具店 |
|---|---|
| 策略 2 | 购买电动玩具一定要先测试一下，听一听玩具所发出的声音是否有怪声、噪声过响 |
| 策略 3 | 家用音响的音量要适宜 |

☺ **载体 4：各种灯具**

❀ **污染物** 光。

❀ **生活实例** 无论大街小巷，亦或是家庭，到处都是眩目的灯光，简直成了光的世界。尤其是追赶时髦的年轻人，大都喜欢在新居装上豪华气派的各类灯具。他们不知道，过于耀眼的灯光，对于孩子也是一种污染，谓之光污染。

❀ **专家分析** 刺眼眩目的灯光不仅会危害人的视觉，还会干扰大脑神经的功能。孩子对光的刺激格外敏感，大脑会产生一系列不良反应。特别值得注意的是，一些年轻父母，为了夜间方便，在孩子室内装上长明灯，让孩子"亮睡"，可招致一系列问题。比如，干扰婴幼儿睡眠，妨碍钙质吸收，诱发近视甚至白血病等疾患。

❀ 应对策略

| 策略 1 | 室内照明不要一味追求豪华，以简朴为佳 |
|---|---|
| 策略 2 | 莫让孩子"亮睡" |
| 策略 3 | 不让孩子长时间观看画面闪烁、变化迅速的电视节目，接触电脑与电子游戏机要限制时间，以免损害视力或诱发光敏性癫痫 |

☺ 载体5：花草

❀ 污染物　花粉与毒素。

❀ 生活实例　历历妈妈钟情于花草，不仅在自己卧室内摆了两三盆，还将一盆特别喜欢的洋绣球放到历历的居室里，没过几天，历历就全身发痒，皮肤起风团，医生说历历得了过敏性皮炎，祸首就是洋绣球。

❀ 专家分析　孩子的居室里放点花草，显得更美一些。不少家长这样想，可专家却要说"不"。

首先，宝宝对花草（特别是某些花粉）过敏的比例大大高过成年人。诸如广玉兰、洋绣球、万年青、迎春花等花草的茎、叶、花都可能诱发婴幼儿皮肤过敏；而仙人掌、仙人球、虎刺梅等浑身长满尖刺，极易刺伤婴幼儿娇嫩的皮肤，甚至引起皮肤、黏膜水肿。

其次，某些花草的茎、叶、花都含有毒素，例如万年青的枝叶含有某种毒素，入口后直接刺激口腔黏膜，严重的还会使喉部黏膜充血、水肿，导致吞咽甚至呼吸困难。要是误食了夹竹桃，婴幼儿即会出现呕吐、腹痛、昏迷等种种急性中毒症状。又如，水仙花的球茎很像水果，误食后即可发生呕吐、腹痛、腹泻等急性胃炎的症状。

再次，许多花草，特别是名花异草，都会散发出浓郁奇香。而让婴幼儿长时间地呆在浓香的环境中，有可能减退婴幼儿的嗅觉敏感度并降低食欲。

另外，婴儿代谢旺盛，需氧量较多，而花草常在夜间吸收氧气，放出二氧化碳，减少了室内氧气的浓度，对宝宝健康的危害可想而知。

&#9763; 应对策略　宝宝的居室宜以整洁、卫生、安全为原则，不放置花草或其他可能对婴儿产生危害的东西。

&#9786; 载体6：中西药物

&#9763; 污染物　化学成分。

&#9763; 生活实例　孩提时代是人一生中容易与疾病打交道的时期，感冒、支气管炎、腹泻等常来作祟。一些家长为求方便，不到医院诊治，根据自己的一知半解用药，造成抗生素、退烧药等药物的滥用。

&#9763; 专家分析　药物滥用带给孩子的危害是多方面的，比如滥用抗生素可致孩子体内菌群失调，加重病情；经常服用清热解毒冲剂（如板蓝根），易造成脾胃功能受损；随意使用激素类软膏（如肤轻松软膏）涂擦皮肤，可能造成孩子体内激素改变。同时，滥用药物可使孩子体内有害物质积聚，"污染"之害不可小视。

&#9763; 应对策略

| 策略1 | 合理营养，勤于运动，接种疫苗，减少患病几率 |
| 策略2 | 一旦生病，务必请医生开处方，不要自行其事 |
| 策略3 | 不要随意给孩子吃保健品，或乱用偏方、秘方 |

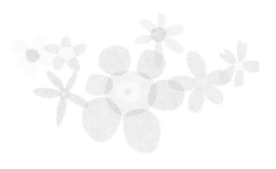

# 细节❷❹
# 为有害物品找个替身

铅对宝宝的危害已广为人知，父母大多比较注重防范。遗憾的是，家庭中还有不少危害并不逊于铅，甚至有过之的东西，却被有意无意地疏忽了，不能不说是育儿中的一大偏差。本文根据科学家的最新研究成果，将这些有害物来一个大曝光，并告诉你相应的替代品，你一定感兴趣吧？

☺ **石蜡**

石蜡由不可再生的石油制作而成，燃烧时放出的煤烟中含有铅、汞或其他有毒物质。美国专家测定，宝宝只要在燃着石蜡的房间里呆上 20 分钟，摄入的铅就可以超过 15 微克。

替代品——大豆蜡烛，由大豆粒制作而成，燃烧时间不逊于石蜡，可以让你享受到同样舒缓的香味与情调。

☺ **抗菌皂**

抗菌皂含有少量的有毒物质，对人体，尤其是对神经系统处于发育中的宝宝有害。

替代品——自然香皂。

☺ **防晒油**

防晒油中的遮光剂含有多种有毒物质，有诱发皮肤癌之虞。另外，遮光剂阻挡了紫外线，使孩子的皮肤不能正常合成维生素 D，进而给骨骼生长蒙上阴影。

替代品——戴帽子、穿长袖、戴太阳镜。

☺ **清洗剂**

清洗剂种类不同，危害也不一样。如洗碗液、洗衣粉中含有碳酸钠和磷酸盐，容易导致过敏反应。漂白剂含有一种名为次氯酸钠的化学物质，具有很强的腐蚀性，可释放出具有刺激性的有毒气体，若与氨水产品同时使用则害处更大，因为两者可发生化学反应而释放出氯气。用于清洁玻璃窗的清洁粉，含有特殊的氨气味，会刺激并腐蚀皮肤，造成眼睛和肺的不适，并可损伤肝脏。厕所清洁剂里通常含有萘，对皮肤、眼睛与呼吸道都有刺激作用，大量吸入可导致肝、肾损害。洗手液含有一种叫表面活性剂的化学物质，可产生泡沫，但也能导致皮肤水分丢失，使之变得干燥粗糙。

替代品：

❀ **食醋** 主要成分是醋酸以及有机酸，能溶解油污、杀菌、防霉、去除异味，可代替清洗剂。如将食醋与等量水混合均匀装入喷壶，喷在玻璃、镜子或瓷砖上，再用旧抹布擦拭即可变得非常明亮。或将一汤匙白醋加入半脸盆水中调匀，将抹布浸入润湿，拧干后擦拭玻璃灯具，不起静电，也不容易沾灰。或用海绵蘸白醋清洗不锈钢台面，可恢复原来的光泽。也可用来洁厕，如将250毫升白醋倒入便池内，浸泡24小时后即可刷洗干净。

❀ **淘米水** 含有粗纤维、钾、淀粉等多种成分，头一两道淘米水呈弱酸性，洗过两遍后变成弱碱性，洗净力适中，质地温和，堪称为"天然洗洁精"。用淘米水洗手，不仅能去污，还能使皮肤滋润光滑。除了洗碗碟与洗菜外，铁质的锅铲、菜刀等用浓淘米水泡过后可以去锈。

❀ **发酸牛奶** 过期发酸的牛奶虽然不能食用，却是良好的木地板清洁剂。因为发酸的牛奶中乳酸含量增加，可以去掉污垢，剩余的蛋白质、脂肪等成分可当作石蜡的替代品，保养地板。方法是：先把牛奶倒进脸盆里，用两倍的水搅拌均匀，再把抹布放到盆里浸润后拧干，用力擦拭地板，很快会变得光亮起来。

☺ **空气清新剂**

空气清新剂含有苯酚以及其他毒性物质，有诱发孩子哮喘和其他呼吸系统疾病的风险，如呼吸困难、头痛，并刺激眼睛。接触皮肤可能导致脱皮，或引发皮炎。

替代品——盆栽植物，如养吊兰、仙人掌，或摆放柚子皮、橘皮等。另外，茶叶里含有茶多酚、茶叶碱等多种成分，有吸附异味的作用，是天然的空气清新剂。红茶吸收异味的作用更强，一脸盆热水里放入 150 克红茶，放在客厅（或是有异味的房间）中间位置，并且开窗透气，就能消除刺激性气味。泡过茶水的剩茶叶可以去掉容器里的腥味，晾干后在厕所里点燃可除恶臭。

☺ 人造地毯

人造地毯大多含有不稳定的有机化合物，长期接触可能导致过敏性疾病，尤其不利于患有哮喘的孩子。

替代品——天然纤维（如羊毛、棉花）制成的地毯，或不用地毯。

☺ 电器

电视机、电脑、电热毯等通常含有溴耐燃剂，溴耐燃剂释放到空气里，可能被人体吸入，且不易排出体外。研究发现，溴耐燃剂能导致老鼠流产，在瑞典等欧洲国家已被禁用。

替代品——用热水袋代替电热毯。

将电器搬出卧室，避免在睡觉时吸入溴耐燃剂。

☺ 饰品

美国皮肤病学会的研究显示，含镍的珠宝、首饰可能造成接触性皮炎。

替代品——尽量佩戴黄金或铂金制成的首饰。

☺ 塑料玩具或香味玩具

塑料玩具含有邻苯二甲酸酯，长期与之接触可能招致生殖器畸形。香味玩具，特别是无厂家标识者，很多都是用工业原料调和出来的，含有甲醛等多种对人体有害的物质。

替代品——木质且无香味的玩具。

☺ 化纤床单

化纤床单可能含有甲醛，能刺激皮肤和呼吸道，而且永远不可能清洗干净。

替代品——纯棉床单。

☺ 洗发水

洗发水通常含有抗真菌成分，最常用的是吡啶硫铜锌，可能引起皮肤过敏。

替代品——用橄榄油按摩头发 10 分钟。

镜头 1：晴晴抱着心爱的小狗狗坐在电视机前，一边摸着小狗狗的肚子，一边看卡通片。突然邻居家一串鞭炮声炸响，小狗狗一惊，两只前爪乱抓起来，晴晴吓坏了，赶忙将小狗狗放开，可脸上还是留下了两条淡淡的带血爪痕。

镜头 2：多多很爱看小花猫吃鱼时津津有味的样子，周末爸爸垂钓归来，他偷偷从小鱼篓里捉来一条小鲫鱼，拿在手里一口一口地喂小花猫。可小花猫太谗了，窜上来连同多多的手指一并咬住，多多疼得大哭起来。

在宠物与宝宝同处一室的家中，这样的景象不是绝无仅有的吧。于是，一个现实问题明明白白地摆在了家长的面前：既要满足宝宝对小动物的心理需求，又要保证宝宝的安全，有这样两全其美的办法吗？

☺ 第一时间处理好伤口

一旦宝宝受到宠物的伤害，第一时间是处理好伤口。离医院较近者，寻求医生的帮助当为上策。如果离医院较远呢？家长只有自己当大夫了。此时，需要把握好几个要点：

❀ 要点 1　处理伤口要快，越早越好，最迟也要在伤后 2 小时内进行。

❀ 要点 2　迅速解开伤处的衣服观察伤口。如果皮肤没有被宠物咬破，使用刺激性较小的肥皂泡水，将伤处冲洗干净即可。如有流血，则须用干净的纱布按压流血处，迅速将血止住。

❀ **要点 3** 伤口已被宠物咬破，但无出血者，要尽力挤压出血，或用火罐拔毒。记住：大人不要用嘴吮吸伤口，以防口腔被病毒或细菌感染。

❀ **要点 4** 冲洗伤口。要求在被宠物咬伤后 3 ~ 5 分钟内使伤口得到充分冲洗，冲洗液的种类可选择 20% 肥皂水、生理盐水、双氧水、2% 新洁尔灭溶液等，然后用凉开水洗净，涂上碘伏（如用碘酒，则应避开肛门、阴囊等黏膜处，防止烧伤）。注意：被宠物咬伤的伤口往往外口小而里面深，冲洗时要尽可能将伤口扩大一些，并用力挤压周围软组织，设法把沾污在伤口上的血液与宠物的唾液冲洗干净。

❀ **要点 5** 不要想当然地在伤口处涂抹抗生素软膏或撒上消炎药粉，也不要缝合或包扎。伤口要尽量暴露，以利于毒素排出。

❀ **要点 6** 做完伤口的初步处理后，一定要到医院做进一步检查，特别是伤及面部或四肢者，还应选择正规的综合医院就诊。因为正规的综合医院科室设置全面，接诊医生才有条件与其他科室的医生进行合作，一次性地将伤口处理好。比如，孩子面部受伤，不仅要将伤口的损害降低到最小，还要顾及美观，需要有口腔颌面科专家参与制订手术方案。再如，若是伤及手脚等肢体部位，接诊医生还要请骨科专家会诊，使四肢同时得到功能性救治。诊所或卫生站不具备这些条件，只能进行简单地救治，很可能造成伤口感染，或顾此失彼地错误处置，使受伤的孩子不得不面对二次手术，既增加了孩子的痛苦，而且效果也会大打折扣。

❀ **要点 7** 正确注射疫苗。目前针对宠物咬伤的只有两种疫苗，即狂犬病疫苗和出血热疫苗。以狂犬疫苗为例，应本着"早注射比迟注射好，迟注射比不注射好"的原则使用，越早越好，最迟不要超过 24 小时。分别于第 1、3、7、14、30 天各肌肉注射 1 支（2 毫升）疫苗。除了犬咬伤必须注射外，其他宠物咬伤者也要按狂犬咬伤处理，及时注射狂犬疫苗。如果被犬咬伤较重，或伤口靠近头部，在注射狂犬病疫苗的同时，还要在伤口内或周围注射抗狂犬病免疫血清。至于出血热疫苗，主要用于被鼠咬伤者。注射疫苗期间，不要给孩子喝浓茶或咖啡，也不要吃有刺激性的食物，诸如辣椒、葱、大蒜等；同时避免受凉、剧烈运动或过度疲劳，防止感冒。

✿ 要点 8　酌情使用抗生素及破伤风抗毒素。

✿ 要点 9　被宠物唾液污染的衣服要煮沸消毒。

☺ 做好宠物的卫生管理

宠物的伤害，除了咬伤外，还能传播疾病。如狗传播狂犬病，猫传播猫抓病，鹦鹉传播鹦鹉热等。为保宝宝安全，最好不养宠物。如果一定要养，必须做好卫生管理，保证宠物健康。

✿ 要点 1　优选宠物品种。包含两个意思：一是拒绝那些风险太大的宠物，如大鼠、小鼠、豚鼠、地鼠、家兔、蜘蛛、乌龟、蛇等，因目前尚无针对性强的疫苗；二是对于犬、猫等宠物，尽量选购健康者，最好先送宠物医院检查，以求保险。

✿ 要点 2　正确饲养，饲料调配全面均衡，合理掌握喂养量及餐数，保证宠物吃得健康。

✿ 要点 3　定时为宠物做体检，发现疾病及时治疗，务求彻底治愈。

✿ 要点 4　按时打预防针，接种好疫苗。一般来说，对幼犬应在 6 ~ 9 周龄期间接种 1 次疫苗，可同时分别注射各种单苗；12 ~ 14 周龄时再接种 1 次，以后每年接种 1 次。

✿ 要点 5　保持宠物卫生。如勤洗澡，防止孳生跳蚤、虱子；禁止动物随处排泄，及时清理排泄物；定期对家中以及宠物生活区消毒，2% ~ 3%的氢氧化钠溶液、5% ~ 10%的漂白粉溶液、1%的过氧乙酸、0.5%的洗必泰溶液等消毒剂可供选择；宠物食用的碗盘应随时保持干净。

✿ 要点 6　训练宠物的卫生与生活习惯，尽量使其在固定场所大小便。

✿ 要点 7　避免宠物与其他有病的同类接触。

## ☺ 教会宝宝与宠物相处

咬伤算得上最直接最严重的伤害了，防范的关键在于教会宝宝与宠物相处。

| | |
|---|---|
| 要点 1 | 禁止宠物进入宝宝的房间，或和宝宝一起睡，如果住房太小，可在宝宝的摇篮上加个网罩 |
| 要点 2 | 将鱼缸、鸟笼、鼠笼等放置于宝宝手不能及的地方 |
| 要点 3 | 不要让宠物在宝宝面前表演刺激性强的游戏动作，以免宠物过度兴奋而伤害宝宝 |
| 要点 4 | 一旦发现宠物对着孩子发出嘶嘶声、吠声、低吼声，或者有发怒的迹象时，应及时制止，并将宠物和孩子隔离开来 |
| 要点 5 | 教宝宝正确表达自己的友好态度，如轻拍小狗、小猫的后背或抚摸，而不是拍它的头或前额；不要在宠物哺乳、睡觉、吃东西或情绪不好时逗玩它们；不要拉扯宠物的尾巴、毛发、耳朵等敏感部位；不要对着宠物大吼或尖叫并吓唬它们；不要让宠物舔孩子的皮肤、黏膜及肛门等薄弱处，因为宠物的唾液并不干净，可能沾染有寄生虫卵或细菌、病毒（如狂犬病毒） |
| 要点 6 | 不让宝宝接近来历不明的流浪狗或猫 |
| 要点 7 | 家有宠物的宝宝，一旦出现不明原因的不适感，应疑及"宠物病"临身，须及时就医 |

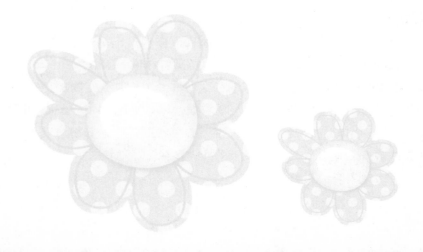

花露水、睫毛膏、口红、指甲油、护臂油、沐浴露、洁面霜、润肤液、防晒霜、香水……面对儿童化妆品五彩缤纷的诱惑，相信不少爱美的母亲会发出这样的疑问：给我的宝贝用好呢，还是不用好？看完本文你就心中有数了。

☺ 世界卫生组织的最新警示

近来，世界卫生组织正式向环境中的化学物质发出了"通缉令"，该组织在《评价与接触化学品有关的儿童健康风险原则》的报告中披露，全世界每年约300万名5岁以下的孩子死于与环境相关的疾病，提示环境中的有害化学物质已成为儿童健康的一大隐形杀手。

有害化学物质形形色色，重金属就是其中之一。以人们较为熟悉的铅为例，可给宝宝的不同生长阶段带来危害。研究显示，宝宝5岁前的胃肠道对铅的吸收率可高达50%，铅的最大侵袭目标就是"一身之首"的大脑，进而引起永久的不可逆性智力损伤，导致孩子记忆力、语言能力乃至学习能力普遍逊于健康的同龄儿童。故5岁之前被专家列为最危险的年龄段。

那么，重金属等环境有害物是通过哪些途径潜入宝宝身体的呢？世界卫生组织的报告强调，除了受污染的食物、玩具、文具外，化妆品不可小视。

也许有人会说，化妆品只用在皮

肤上，不会造成如此严重的后果吧？错！道理很简单，与成人不同，宝宝的皮肤正处于发育阶段，皮脂腺尚未成熟，皮脂分泌少，对外来物质的刺激反应特别敏感，一旦遭受化妆品中有害物质的刺激，很容易发生过敏反应。更为糟糕的是，孩子尤其是婴幼儿，皮肤细嫩，角质层薄，皮下血管丰富，吸收及渗透能力都较强，化妆品中的有害物质常可轻而易举地透过皮肤而潜入组织与器官"为非作歹"，致使孩子出现种种不良反应。这些不良反应大致可归纳为 4 类：

❀ **皮炎类反应** 皮炎类反应乃是化妆品直接刺激孩子稚嫩皮肤所引起的接触性皮炎。其中，因过敏所致者，称为过敏性接触性皮炎；如果化妆品本身不过敏，但经过太阳光照射后发生炎症者，称化妆品光敏性皮炎。炎症表现有轻有重，差别很大。最轻微者可能只有些烧灼感或者刺痒一阵子就收场了；稍重者则有红斑、丘疹及少数小水疱；再重的有更多的水疱及皮肤水肿，甚至出现大水疱；更重的

可有糜烂、渗水及结痂；特别严重的还会出现皮肤糜烂、坏死及溃疡，愈后可留下瘢痕。至于病变范围，大多较为局限，即限于化妆品接触之处或者周围，不过，严重者也可超过接触范围，甚至累及身上的其他部位。

❀ **非炎症类皮肤反应** 如化妆品痤疮、化妆品色素异常（色素沉积变黑或色素脱失而变白）、化妆品毛发损伤（发质改变或者脱发）及化妆品指甲损伤（甲板损伤或甲周软组织损伤）。

❀ **毒性反应** 相对于前两类稍少些，但一旦发生则后果严重，带给孩子的伤害甚至可能是灾难性的。比如滥用指甲油，指甲油含有树脂、酯类等香料，孩子用手抓拿食物时，会使指甲油入口，从而引起血液系统反应，发生贫血、白细胞数量减少等血液病。再如，染发剂含有铅等重金属，长期使用会渗入皮肤，导致重金属沉积，引起神经系统反应或肝脏毒性，孩子可能出现头痛或患上中毒性肝炎。

❀ **其他** 某些美容品除了含有营

养和润滑皮肤的成分外，还加入了一定量的雌激素，有导致孩子与性早熟结缘之虞。至于口红，含色素较多，不仅可对孩子细嫩的口唇产生不良刺激，还可随食物进入胃肠，影响消化功能。另外，长期接触含水份较少的化妆品，孩子的皮肤会变得粗糙不堪，造成衰老符号过早出现等丑容恶果。

☺ 慎用护肤品，远离美容品

说了化妆品这么多的坏处，是不是宝宝面前只有"华山一条路"——远离化妆品了？也不尽然。明智之举是将儿童化妆品分别看待：护肤品可酌情慎用，美容品则最好"敬而远之"。

为什么对护肤品"另眼相看"呢？前面已经谈及，孩提时代皮肤细嫩，角质层薄，尤其是婴幼儿肌肤发育不完全，加上皮肤的机械强度低、酸碱度偏高、皮脂少，抵抗表皮失水的作用很弱，因而对外界刺激的抵御能力差，当季节与气候更替，尤其是酷暑、严寒等时节，很容易遭受冷、热、潮湿、干燥以及过量日晒的伤害，

这便为儿童护肤品提供了用武之地。因为儿童护肤品大多添加有适量的杀菌剂、维生素珍珠粉、蛋白质等营养保健成分以及保湿因子，且产品多为中性或微酸性，与婴幼儿皮肤的酸碱值非常接近，可防止水分过度损耗或浸渍，避免皮肤干燥、破裂以及粪、尿、酸、碱或微生物繁殖的刺激，适时恰当地选用对孩子的皮肤保护作用是肯定的。如夏季使用促使皮肤凉爽或促进皮肤散热的护肤品，可预防痱子发生；冬春及季节交替时，在面部、手部涂些儿童护肤油，可收到滋润护肤之功，何乐而不为呢？

☺ 慎用护肤品的原则

宝宝使用护肤品应强调两个字：慎用。何谓慎用？一要优选品种，二是用法要讲科学。

❀ 优选的原则

原则1：绝对不能使用成人护肤品。生活中常见一些妈妈在做完自身的美容功课后，捎带也给小宝贝涂涂抹抹，其实是非常错误的做法。原因在于成人护肤品主要是按照成人的

皮肤特点设计的，成分较杂，浓度较高，与孩子皮肤的生理相差甚远，往往不能耐受。以护肤霜为例，其研制与使用对象是成人，故而颗粒比较粗大，若用在皮肤细嫩的幼儿身上，则会阻塞毛孔或汗孔，阻碍皮脂或汗液的排出，于是丘疹、红斑、炎症等病状"闪亮登场"。换言之，孩子只能用专为儿童研发生产的护肤品，如不满周岁的孩子宜选用专门的婴儿护理品，周岁以上则选用儿童护理品。

原则2：选购专业、正规、守信誉的儿童护肤品厂家的产品，以比较成熟的老产品为首选，不要轻易更换。切忌盲目追逐时尚而频频更新品牌，如果你总想让你的孩子"引导时尚新潮流"，无异于将你的孩子变成了"实验品"，很可能付出意想不到的健康代价。

原则3：务必细看包装。产品包装上应有厂名、厂址、净化量、合格证、保质期、生产日期、生产许可证号、卫生许可证号以及有可能导致使用者过敏或其他不良反应的安全警示。进口产品应有原产国（或地区）名称，以及经销商、进口商或制造者的名称和地址。否则，很可能属于假冒伪劣产品，千万不可购买。

原则4：细察产品的品质。看完包装，再细看产品成分表，以成分简单、不含香料、酒精、无刺激、能很好保护皮肤水分平衡的产品为佳。尤其是婴幼儿护肤品要求更为严格，品质一定要优良，应具备以下特点：

| | |
|---|---|
| 液体稀 | 婴幼儿护肤品一般含水量很高，涂在皮肤上的感觉要比成人的稀得多，很容易抹开，不能有黏稠感，否则会堵塞宝宝的皮肤毛孔 |
| 渗透强 | 给孩子使用的清洁类护肤品，如果抚摸时感觉皮肤上有东西附着，意味着不适合孩子的皮肤，或是产品本身有问题，不要再用 |
| 泡沫少 | 泡沫多的产品可能有一定的刺激作用，一般看上去有细细的泡沫出来就可以了 |
| 气味清新，没有异味 | 尽量避开加入香精、着色剂或珠光剂的产品 |

| 洗后滑 | 清洗过后，摸上去感觉还是滑滑的，好像没有洗，实际上已经起到作用了 |
|---|---|

原则5：孩子的体质各有特点，切忌盲目仿效，别人推荐的产品仅供参考。因为别的孩子用得好的产品，不一定适合你的宝贝。

❀ 科学使用

细节1：使用任何新产品前，一定要先在孩子身体的局部做一次皮肤过敏试验，肯定没有过敏现象后再使用。方法是：用消毒棉签蘸取一点样品，在孩子的手臂内侧或耳后根涂抹一点，观察1~2小时，若出现红肿、刺痛、疹子等任何不良现象应立即停用。

细节2：使用洗发液或沐浴露时，不要直接倒在孩子身上或头上，应先在大人手上揉搓出泡沫以后，再轻轻抹在孩子的皮肤上。

细节3：产品一旦开瓶使用，最好不要存放太久。取用时家长的手要清洗干净，防止带来交叉污染而影响孩子的健康。

细节4：不要同时使用多个品牌的产品，否则容易引发过敏反应。

☺ 评点几种常用产品

生活中有几种妈妈们用得较多的产品，在此略作点评：

❀ 睫毛膏　10岁以下的孩子勿用，因为这个年龄段的孩子毛囊很不稳定，睫毛膏中的化学成分可能有导致睫毛脱落的危险。

❀ 指甲油　多是以硝化纤维为基料，配以丙酮、乙酯、丁酯、苯二甲酸等化学溶剂、增塑剂及各色染料制成。这些化学物质都是脂溶性的，对人体有一定的毒性。孩子多有吃零食、吮指头、手拿食物的习惯，指甲油中的有毒物质很容易随食物进入孩子的体内而影响健康，故孩子不宜涂指甲油。

❀ 防晒霜　适当晒太阳是有益的，日光中的紫外线可以促进孩子体内维生素D的合成，促进骨骼发育，预防佝偻病，并有一定的提升免疫力之功。但日晒过度也不好，尤其是夏季，孩子户外活动的时间比成人多得多，容易因过度日晒而引起皮肤问题，如皮肤晒伤、色素增加、皮肤增厚、免疫功能失调以及增加皮肤癌的风险等。故防晒还是有必要的，最好采用宽边帽、太阳镜、遮阳伞、长袖衬衣和长裤、合理安排户外活动时间（紫外线最强的时候不出门，如上午 10 点以后至下午 4 点之前）等物理防晒法。

如果宝宝要进行郊游、游泳等长时间的户外活动，也可借助于防晒霜。婴幼儿以防晒系数 15 的品牌为最佳，在外出前 15 分钟涂抹于日光暴露区的皮肤，包括耳朵、鼻子和足背，游泳或出汗后要有规律地重复使用。大孩子宜用物理防晒剂，如氧化锌、二氧化钛和氧化镁等，尽量避开化学遮光剂，如苯酮类、肉桂酸类和蒽林类等，以求安全。

# 细节㉗
## 宝宝穿戴大解析

哇……一声清脆的婴啼，紧跟着的就是妈妈脸上两朵灿烂的微笑，宣告"十月怀胎"的酸甜苦辣已成回忆。然而，母爱就意味着无穷无尽的牵挂。就说宝宝的穿戴吧，不又是萦绕妈妈心头的一件忧心事么？

☺ **顺应生理特点**

穿衣戴帽历来被视为人生的一件大事，其地位不输于"民以食为天"的一日三餐，被排在"衣食住行"的首位。对于宝宝，穿戴的要旨之一是要顺应其生理特点。他们的最大生理特点是形体在不断地变化，诸如身长、体围、皮肤等，不像成人已经定型。另外，孩子的热量代谢以及皮肤的保暖能力都尚在发育之中，不够稳定。所以，衣、裤、帽、鞋等穿戴用品也应随之变化。那种将儿童服装看成大人服装的缩影是错误的，务必以孩子各个时期的体型与生理特点为依据来设计、制作或选购。下面是几个与穿戴密切相关的生理特点，家长要了然于胸。

| 身长 | 宝宝出生时平均身长为50厘米，1岁时约75厘米，4～5岁时约100厘米 |
| --- | --- |
| 颈部 | 出生时的颈长只有身长的2%左右，2岁后可达到3.5%左右，6岁时达到4.8%左右，与成人差不多了 |
| 胸腹部 | 新生宝宝的胸腹部较为凸出，1岁以后胸腹部较为饱满，2岁时腹围与腰围大体相等 |

細节27 宝宝穿戴大解析

103

| 腿部 | 宝宝大腿各部位的周长差别较大 |
|---|---|
| 体温 | 新生宝宝最舒适的环境温度为32℃～33℃（最低环境温度不应低于25℃），以后逐渐降低，1岁后接近成人，小宝宝的汗腺发育不完全，极易出汗，汗水蒸发可带走一定的热量 |
| 皮肤 | 宝宝的皮肤一薄（仅为成人皮肤厚度的1/10）二嫩，缘于肌肤的角质层还没有发育成熟，抵抗力低，容易擦伤，发生湿疹、风团等过敏性皮肤病的几率较高 |
| 代谢 | 宝宝每日的水分交换总量为成人的3倍，由于神经系统发育不完善，10个月前的小宝宝排尿、排便很随意，不能自控 |

根据宝宝的上述特点，合格的穿戴用品应具备以下条件：

❀条件1　面料尽量选择天然纤维。如夏装以柔软细致的纯棉细平纹布、纯丝织物为佳；冬季服装则应具有良好的保暖功能，如棉、毛、羊绒等织物。

❀条件2　尽量删除服装上的配饰，少用或不用金属拉链与别针，纽扣尽可能用布带代替，以提高安全度。因为小宝宝缺乏自我保护的意识与能力，喜欢吸吮或舔咬领口、前襟、袖口等处，必须防患于未然。

❀条件3　色彩以浅色为主。浅色不会干扰小宝宝的心理，还可减少染料的用量，因而更环保、更健康。

❀条件4　用品款式要宽松与安全兼备。如新生宝宝以睡衣、睡袋为主；3个月内的宝宝应选用宽松的斜开襟衫，缝边翻在外面，不用纽扣而用布带；4个月后可穿带背心的连脚裤，既保暖又便于活动；6个月到1岁宜选择宽松的两件套服装，松紧带不宜太紧，裤裆的门襟要便于打开与关闭；1～3岁时衣裤应足够宽松，给身体发育留下充分的空间，款式简单，前面开襟，便于孩子自己穿脱。

☺留心健康隐患

除了要符合宝宝的生理特点外，穿戴用品的要旨之二就是要留心潜在的健康隐患，父母应将此作为宝宝肌肤护理中的重要一环。来自穿戴用品的健康隐患有：

🔅 隐患1：细菌

宝宝总是"喜新厌旧"，可新用品却往往有不少细菌。以一件成衣为例，往往经历剪裁、缝制、熨烫、检验、包装、运输、销售、选购等多个环节，中间经过无数人的手，沾染细菌之多不言而喻。而婴幼儿的肌肤抵抗能力又相对较差，造成的感染威胁可想而知。

反击策略：新买的衣裤必须认真清洗、充分护理后再穿。

🔅 隐患2：残留物

衣裤面料加入了种种印染剂，因而残留有甲醛、铅等有害化学物质，虽然残留量被控制在安全标准范围内，对于成人是安全的，但孩子皮肤柔嫩，吸收力强，也可能因逐渐积累而中毒。如甲醛可伤胃、损肝，导致发育不良；而铅则有诱发多动症、降低智力之虞。

反击策略：选购正规厂家的品牌，并仔细嗅闻。不要购买太鲜艳的（面料越鲜艳含铅越多）、经抗皱处理以及

有刺鼻气味（甲醛多）的童装。另外，甲醛能在水中溶解，将新衣裤买回后多清洗几遍，清洗时在水里泡久一点，中间多换几次水，可大大减少服装中的甲醛残留量。

🔅 隐患3：静电

主要见于化纤类服装，相互之间摩擦而产生静电，冬季等干燥季节尤易发生。静电的危害不小，如吸附的尘埃中含有多种病毒、细菌与有害物质，导致宝宝皮肤起斑发炎；改变血液的酸碱度，使钙质减少，影响宝宝的骨骼发育。更有甚者，引发抵抗力弱的宝宝发生气管炎、哮喘和早搏等心律失常。

反击策略：尽量选择全棉等天然面料，少接触化纤产品。若一定要选择化纤产品，务必注意pH值，pH值代表产品的酸碱度。须知人的身体表面呈弱酸性，目的是保护皮肤，防止细菌入侵，故最好选择与人体皮肤酸碱度比较接近的品牌，挑选内衣尤应注意这一点。如针织内衣的pH值就容易偏高，要留心才是。

### 🌼 隐患 4：变形

衣裤穿着一段时间后，由于污垢的累积和纤维的老化，衣物可能变得坚硬甚至变形，增加与宝宝皮肤的摩擦，引起皮肤受损或产生瘙痒感，严重者可能出现脱皮或发炎。

反击策略：一是对不同质地的衣物采用不同的洗涤水温，如羊毛织物在 30℃ 以上的水溶液中要收缩变形，故洗涤温度不宜超过 40℃；二是针对性地选用衣物柔顺剂等衣物护理产品，包括全棉衣物在内，以保证久不变形。已经变形的衣裤可考虑更新。

### ☺ 3 种裤装优劣谈

背带裤、松紧裤、开裆裤，是孩提时代不同阶段的必用品。了解各自的优势与不足，也大有裨益哦。

### 🌼 背带裤 / 松紧裤

先说背带裤，最大的优势在于可以解放孩子的腰部，尤其利于 3 岁以下幼儿的下半身发育。相比之下，松紧裤的最大败笔也在这里，如给胸、腹部带来一定的束缚，影响内脏以及生殖器官的发育，松紧带部位容易引起痱子、皮炎、湿疹等皮肤问题。另外，幼儿的肋骨较软，长期处于松紧带的压力之下，容易向内凹陷，导致下面的肋骨向外翻出，形成肋外翻，影响健美。不过，背带裤也有缺点，如不便穿脱，上厕所不方便等。因此，3 岁以内的孩子不妨以背带裤为主，而上了幼儿园后，为了孩子方便，可考虑选用松紧裤。趋利避害的窍门是：

| 窍门 1 | 松紧带宜宽些，尽量减少对腰部的压力 |
|--------|--------|
| 窍门 2 | 裤子不要穿得太高，以脐上 1 寸为宜，不要压到胸部，以免造成肋外翻 |
| 窍门 3 | 松紧带不要过紧，以孩子的小手放进不感到受勒为度 |
| 窍门 4 | 回家后换成背带裤，让腰部放松 |
| 窍门 5 | 睡觉时勿穿松紧裤 |

## ❈ 开裆裤

至于开裆裤，对于已能下地走动，但尚未形成大小便习惯的幼儿也是必需的阶段性用品，具有穿脱方便、夏季凉爽等优点。不过，隐患不容疏忽，最大的险情是将会阴部及生殖器官暴露在外，容易受到伤害，农村孩子尤其危险。这样的教训很多，如一个男孩子蹲着玩耍时，"小鸡鸡"露了出来，不想被旁边的一只鹅发现，追过来对着小阴茎狠狠地啄了一口，顿时疼痛异常；女孩子将谷子、麦粒等塞进阴道而引起炎症的病例也时有所闻。所以，穿开裆裤与穿松紧裤一样，需要掌握一些技巧：

| 技巧 1 | 采用补救措施，如男孩子可用一次性尿布保护会阴部，小女孩则可在开裆处钉上子母扣，大小便时一拉就开，便后再系上 |
|---|---|
| 技巧 2 | 用旧布做几个小垫子，孩子坐着玩耍时垫在屁股底下 |
| 技巧 3 | 2 岁左右则应该穿满裆裤 |
| 技巧 4 | 强化对孩子的监护，随时留意小儿会阴部的健康状况，发现异常则及时察看，如孩子阴部红肿、流出分泌物或者用手搔抓阴部，或者尿尿时哭闹，表明可能存在"疫情"，及时送医院为上策 |
| 技巧 5 | 家有女孩的家长更要留神，由于小女孩的阴道开口比黄豆还要小，怀疑有异物侵入时父母不可随便将手指伸向里面探查，应该经肛门伸入直肠，因为直肠与阴道仅有一壁之隔，而这道壁又是由一层薄薄的软组织形成的，故能通过直肠壁而触摸到阴道里的异物，探查前大人先将小手指涂上润滑油，手法要轻柔，不可粗暴或急躁行事，另外，更不可轻易动用夹子、镊子等金属器械，直接伸入阴道内去夹取异物，原因在于阴道黏膜相互挨得较近，金属器械极易损伤黏膜，引起出血、发炎或者粘连等近期或远期问题，留下憾事，甚至遗祸孩子一生 |

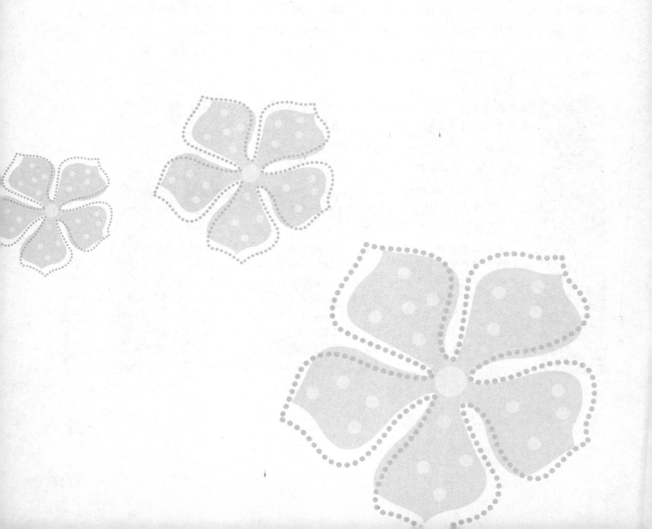

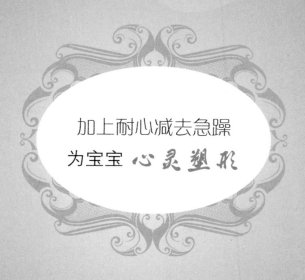

加上耐心减去急躁
为宝宝 心灵塑形

# 细节 28
## 宝宝临阵退缩之秘

5岁的棋棋越来越令父母担忧了：经常把自己关在家里，一有客人来访，马上躲入小屋子里去，千呼万唤不出来；到了幼儿园，也是一个人呆坐在某个角落，老师拉他去参加游戏他都不肯动一动脚步；大街上遇到陌生人打招呼，往往面红耳赤不知所措……

不用猜测，棋棋患上了一种心理障碍，叫做退缩行为，多发生在5～7岁的孩子身上。这类孩子有一个共同的特征，就是在社交场合因感到陌生、害怕而极力逃避。他们像棋棋那样，行为孤僻，从不主动与其他小伙伴交往，更不愿到陌生的环境中去，尤其怕见生人。但在自己熟悉的环境中，与父母等熟悉的人在一起，还是能高

高兴兴地谈笑与玩耍，并无任何精神异常的表现。

需要注意的是，正常儿童突然到了一个完全陌生的环境，或遭遇恐怖的情景而受到惊吓，也会出现少动、发呆、退缩等现象，属于正常的适应性反应，不要与退缩行为混为一谈。

棋棋一类的宝宝为什么会与退缩行为结缘呢？心理学家归咎于先天与后天两方面因素。就先天因素而言，主要与其气质类型有关，如抑郁质和黏液质气质的儿童，前者生性腼腆、胆小、反应缓慢、情绪内敛，性格缄默安静；后者则行动迟缓，怯懦而孤僻，不善于与人交流，情绪体验敏感而深刻，性格呆板羞涩。这样的天性

无疑在相当程度上削弱了他们的适应能力，对新环境感到特别拘谨，适应过程特别艰难而漫长——心理学家称为气质性社交障碍。

后天因素则较为复杂，其中父母的教育方式不当起了重要作用。常见两种倾向：要么要求过严，对宝宝的行为限制、惩罚或批评过多，使孩子感到羞怯、沮丧，没有面子，怀疑自己的能力，导致他逃避社交；要么过分溺爱和迁就，事事包办代替，不给宝宝尝试和锻炼的机会，或者害怕孩子受别人欺负，成天关在家里严严地保护起来，将其置于封闭的状态中，对陌生环境与陌生人产生畏惧心理，自然出现临阵退缩行为。

切莫小看退缩行为的消极影响，持续过久会带来诸多心理问题，累及社交能力、自我定位以及性格的健康发展。比如，难于应付各种人际交往而变得自卑和胆怯，不愿去幼儿园，不敢上学，直接影响生活和学习，故积极矫治势在必行。以下策略可供家长参考：

☺ 策略 1

父母要学习相关的育儿知识，懂得一些科学的教养之道。如尊重宝宝的探索欲望，支持他接触新人、新事、新环境；相信他的能力，给予一定的自主权，让孩子尝试自己管理自己；当孩子遭受挫折与失败时，不可乱加斥责甚至惩罚，以免诱发或加重挫折性社交障碍。

☺ 策略 2

创造条件，增加宝宝的人际交往，改善他的同伴关系。心理学家强调，宝宝大多从 3 岁起就有了社交的愿望，父母要顺应孩子的这一心理发展，鼓励他积极参加社区以及幼儿园举办的各种集体活动，学会并养成与同伴交流的良好习惯。或邀请小朋友来家中做客，让宝宝以主人的身份与同伴交往，扩大他的交流圈。

☺ 策略 3

对宝宝进行强化训练。如带宝宝做短距离的旅游，或与宝宝一起登山、划船、游泳等，让他多多亲近大自然，从中培养良好的心理素质及顽强的意志品质，削减呆板、缄默、羞涩等消极的个性成分，提升胆气，克服孤独心理。平时多为孩子挑选一些有教育意义的影视节目，并与他一起观赏，帮助他认识、学习健康的人际交往方式。也可通过角色扮演或做游戏等方法，教宝宝学会在陌生的场境中与人交往的技能和技巧，增强人际的亲和性。

☺ 策略 4

某些宝宝的退缩行为可能与生物因素有某种关联，可请医生予以鉴别，并在医生的指导下试用药物治疗，服用抗抑郁剂，如百忧解、左洛复、赛乐特、麦普替林等；或服用中枢兴奋剂，如利他林等。

宝宝胆小退缩的性格不是一朝一日形成的，因而想要改善也不能急于求成，父母需要耐心细致、循序渐进。对孩子在社交中表现出的合群现象给予及时的奖励与强化。经过多次社交实践和家长的正确心理引导，退缩行为可望逐渐减轻，从而成为开朗、活泼、热情的孩子。

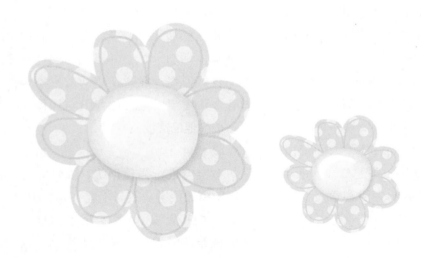

　　吹熄 5 支生日蜡烛的宁宁，对收藏的兴趣突然高涨起来。以往，他似乎顶多只能算个"鉴赏家"，虽然对什么东西都感觉新奇，但只是拿在手中把玩把玩，很快便丢弃一边。现在可不同了，遇到他所喜欢的物件，总要认真地收集起来，放入"百宝箱"中，成了一个名副其实的小小"收藏家"。

　　其实，不仅宁宁如此，相当数量的宝宝都会这样。随着活动能力的增强，认识的东西越来越多，收藏的兴致也越来越大。打开他们的"百宝箱"，什么纱布呀，糖纸呀，信封或邮票呀，小手绢呀，小勺子呀，钥匙链呀，洋娃娃呀……可谓应有尽有，令看者眼花缭乱、目不暇接。

　　可不少父母对此迷惑不解：宝宝何来如此执著的收藏热情？收藏对宝宝有什么好处？家长又该怎么引导呢？

　　宝宝之所以倾心于收藏，是有其心理根源的。原来，这个年龄段的儿童，对世界充满了好奇心，他们会通过各种感官的接触，如看（视觉）、摸（触觉）、闻（嗅觉）、听（听觉）等，探索种种奇妙事物与现象背后的秘密。比如，为满足口腔吸吮的欲望，就产生了吸奶嘴、吃手指等动作；为满足触觉舒适的感觉，就出现了抚摸棉被角，或者玩弄毛巾、毛毯、纱布、枕头、玩具等行为。另外，父母因为孩子想睡觉、肚子饿、兴奋或愤怒情绪出现时，也常常随手拿些身边的东西来安抚他。于是，宝宝便逐渐与这些物件建立起了一定的感情，出现了对这些物体的依赖性。心理学家称之为孩子的恋物情结。换言之，这种恋物心理就是他们收藏兴趣永不衰竭的源头。

另外，父母的示范作用也有一定的影响。这个年龄段的宝宝不仅好奇心强，模仿意识也挺浓厚。家长们平时整理家务、取舍物件的行为会点点滴滴地渗透到孩子的内心，引发他们模仿大人的样子来打理"自己的世界"，因而强化了收藏的情绪。

由此可见，宝宝的收藏行为是其生理与心理发育在特定年龄段的表现，家长只能顺应这种规律，在引导与帮助方面下工夫。应该说，孩子的收藏行为本身并没有什么不好，父母只要引导得当，对宝宝的心理健康与智能发育有百利而无一弊。

那么，父母具体该如何操作呢？以下几点策略值得推荐：

☺ 提供必要的帮助

宝宝模仿大人打理自己的"小天地"，虽然动机很好，但终究能力有限，分类概念尚未形成，因而显得动作笨拙，物件摆放纷乱。你不妨适当地让孩子参加大人的整理工作，并给他准备相应的纸盒、小储物柜，再给一些他所喜欢的收藏品，方便他的收集活动。同时，教会他识别不同的物品种类，并认识分类的标准，如不同材质、大小、颜色等，使其逐渐掌握分类的方法。这样能帮助宝宝自小建立秩序感，增强自立能力，锻炼并提升他们的感觉能。

☺ 安全第一

宝宝喜爱的东西很多，要教育他懂得选择安全无危险的物件，远离危险物品。以玩具为例，玻璃或瓷器类、带有尖锐棱角以及铅污染较重的一类，就不宜接触与收藏，以防带来身体上的伤害。

☺ 注意清洁卫生

宝宝的收藏品要定时清洗或消毒，把玩收藏品后要洗手，防止收藏品成为传播疾病的媒介。

☺ **与早期教育相结合**

帮宝宝收集物品的过程中，可以将早期教育的内容寓于其中，增进他们的知识，丰富他们的情感。就说邮票吧，漂亮的图案可用做美育的教材，珍贵的内容（如长城或某个历史人物）可融入祖国大好河山或思想品德方面的教育……由于"教材"既直观又形象，比起单纯的理论说教来，孩子更乐于接受，收效也会更好。

☺ **防止恋物成癖**

儿童恋物，乐于收藏，要注意把握好一个度，防止由恋物发展到"恋物癖"。而"恋物癖"是一种轻微的孤独症的表现，容易形成敏感退缩、忧郁脆弱的人格特征，日后难以融入到社会中去。防范的办法已在上期有关文章中谈及，不再赘述。

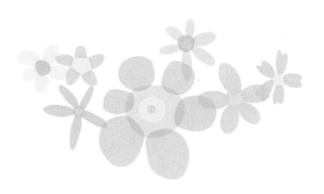

小收藏，大收益

细节 29

三四岁的宝宝活动能力强了，认识的东西多了，开始对收藏发生兴趣。什么奶嘴呀，纱布呀，小毛巾呀，勺子呀，钥匙链呀，洋娃娃呀……都是他青睐的对象，统统纳入他的"百宝箱"中，一有机会就拿出来把玩。那种专注的神情，不亚于任何古玩鉴赏家。这种现象，心理学家称为宝宝的恋物情结。

宝宝为何有此恋物情结呢？这得追溯到婴幼儿时期。在这个"人之初"的阶段里，孩子会通过各种感官的接触来满足探索的需求。比如为满足口腔吸吮的欲望，就产生了吸奶嘴、吃手指等动作；为满足触觉舒适的感觉，就出现了抚摸棉被角，或者玩弄毛巾、

毛毯、纱布、枕头、玩具等行为。另外，父母因为孩子想睡觉、肚子饿、尿片湿了、兴奋或愤怒情绪出现时，也常常随手拿些东西来安抚他。于是，宝宝便逐渐与这些物体建立起了一定的感情，出现了对这些物体的依赖性。

从发育的观点来看，这种现象是很自然的过程，只要不是过度或不当使用，随着宝宝年龄的增长，人际关系的拓展与生活内容的不断丰富，大多会对婴幼儿期所依附的人及物品慢慢发生转移，不再强烈需求。

任何事情都有一个"度"，如果超过了这个度，就可能成为问题了，恋物也一样。比如，两岁之前是孩子的口欲期，故在这段时间里喜欢吸奶嘴、

奶瓶或手指等都是自然的，不必过虑。如果两岁乃至三四岁以后依然如故，那就不能听之任之了。至于有些孩子常将自己的旧包被、洋娃娃之类的东西紧紧地抱在怀里，一旦你夺去这些东西，他就会烦躁不安、哭闹不休，即使到了床上也迟迟无法入睡，那么你就得提高警觉了。

☺ **请看两位妈妈的苦恼**

一位是滴滴的妈妈，常向邻居诉苦："滴滴都4岁了，还对他的小毯子依依不舍，一会儿也离不开，跟犯了鸦片瘾似的。"

另一位是笑笑的妈妈，笑笑对她那只"熊猫"痴迷得不得了。从1岁起到4岁多，从没离开过。大人极尽哄劝利诱之能事，要笑笑扔掉那只又旧又破的玩具熊猫，都遭到笑笑一口回绝。一天，妈妈忍无可忍，一狠心将"熊猫"扔进了垃圾堆，结果笑笑哭了整整一天。

问题是明显的，两个宝宝都已经由单纯的"恋物情结"发展成"恋物癖"了。而"恋物癖"是一种轻微的孤独症的表现，容易形成敏感退缩、忧郁脆弱的人格特征。就说笑笑吧，除了那只玩具熊猫以外，没有对任何其他的人和事表现出如此依恋的感情。她好像很难适应新的环境，在幼儿园里从不主动和小朋友说话，也不和他们一起玩，上课时不举手发言，老师提问时她嗫嗫嚅嚅，像蚊子哼哼。一遇到事情就退缩，唯一的爱好就是抱着那只"熊猫"躲在角落里自言自语。不难想象，这样的孩子日后是难以融入到社会群体中去的。

儿童"恋物癖"的最大特征是：对他平时惯用的旧毯子、枕头、布娃娃、小被子产生了依赖，一旦被人拿走就会忐忑不安，甚至大哭大闹，如果不能抱着依恋的物件上床，就会迟迟不睡。发展下去后果严重，孩子怕见生人，回避集体活动，不敢与他人说话和交往，形成孤僻、胆怯等不良个性，累及正常的身心发育，影响将来成材。

宝宝的"恋物癖"是怎样形成的呢？大多缘于安全感匮乏。本来，我国是一个十分注重亲子关系的国度，有此怪癖的儿童极少，只是近年来西方生活方式的"大举入侵"，致使育儿模式日趋西化，日益强调教育在孩童生活中的比重，淡化了亲情的互动式关爱，因而造就了越来越多的"恋物癖"儿童。比如，年轻父母倾注于事业，或将孩子托付给少有爱心的保姆带，宝宝缺乏赞赏和交流，感觉孤独，不得不把情感付诸于身边的物体；或让宝宝随祖辈生活，而老年人大多采取的是"放养式"，孩子自个儿玩耍，只有到吃饭穿衣的时候才给予关注，感情缺乏沟通；或者父母只注重对孩子的教育，忽略了与宝宝之间的亲情互动等。这也是以下几类家庭最容易造就"恋物癖"孩子的原因所在：住房条件宽裕，孩子从 1 岁起就开始独自入睡的家庭；父母工作繁忙，宝宝由严肃的全职保姆一手带大的家庭；虽然表面上注重孩子的早期教育，但生活中却认为孩子嬉戏玩闹是"浪费时间"的家庭；孩子与暴力动画相伴成长，与电视长期为伍的家庭。

明白了孩子"恋物癖"的来源，矫正措施也就"应运而生"了，以下是心理学家为你奉献的几个锦囊：

☺ 锦囊 1

父母最好亲自带孩子，不要随便委托他人。如不得已而委托他人，也要定期抽出时间与宝宝"亲密接触"，每天不应少于 1 小时。

☺ 锦囊 2

多拥抱宝宝。刚才说过，宝宝恋物大多是因为缺乏安全感而引起的，故从增加安全感入手是最佳的矫正切入点。如多拥抱孩子，抚摸孩子，满足孩子的皮肤饥饿。父母要树立这样的意识：拥抱和爱抚不是奖赏，不要等孩子画了一幅好画或弹出第一首钢琴曲时再去拥抱他，拥抱应该是日常的、无条件的，即使孩子做错了事也要拥抱，目的是在两代人之间建立起密切的亲子关系。亲子关系密切的孩子，大多不会将小毯子或玩具熊猫一类毫无生命活力的东西，当成他的"精神寄托"。

☺ 锦囊 3

多安抚孩子。鼓励宝宝独睡是对的，可以培养他的自立能力，但独睡并非冷落孩子，父母之爱一点也不能省。比如睡前的安抚工作就要做到家，因为孩子都怕黑暗，怕做噩梦，不少幼童就是在入睡前的害怕不安中染上"恋物癖"的。如果父母在孩子独睡前陪伴孩子，开亮一盏小灯，唱一两支催眠曲，讲一两则故事，等孩子入睡后再离开，就能比较容易地使孩子对襁褓包被之类的物体"脱瘾"。

☺ 锦囊 4

多准备几个"迁移载体"。宝宝钟情的物体莫过于小抱枕、玩具动物、用惯的浴巾等，换言之，这些东西最容易引起他们上瘾，故父母在选购这些幼儿用品时，不妨有意识地多购买几个，做为"迁移载体"，让孩子无法对其中的某样东西过分"专情"。比如，笑笑的妈妈开始不是只买一只玩具熊猫，而是买下一个"熊猫家庭"，包括熊猫爷爷、奶奶、爸爸、妈妈……笑笑就不会专注于某一只熊猫了。

☺ 锦囊 5

最后强调一点，"恋物癖"是宝宝一步一步逐渐养成的，要改变这种习惯也要一步一步地逐渐淡化，不能操之过急。既不能用强行的方式（如笑笑的妈妈将玩具熊猫一手扔掉），也不可使用负面的语言来刺激孩子，而要仔细观察孩子的发展情况，试着用新玩具转移他的注意力，逐步引导他走出与"恋物"相守的封闭天地，去接触多姿多彩的外部世界。

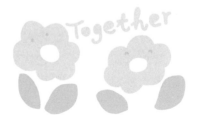

## 细节 ③① 宝宝认生怎么办

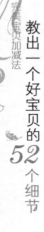

　　笑笑刚满 6 个月，却一反常态地怕起生人来了。如父亲的一位客人，原先与他玩过，一进门就亲热地去抱他，谁知笑笑不仅没有表现出老朋友见面时的热情，反而哇地一声大哭起来。原来，笑笑早把这位"老朋友"忘记了，将他当成了陌生人。

　　面对这样的尴尬场面，父母往往不知所措，常常发出抱怨声：这孩子，怎么越长越没出息了？

　　真是孩子没出息了吗？答案恰恰相反。对陌生人的恐惧表明你的宝宝进入了一个新的发育阶段，称为认生期。换言之，这个阶段宝宝只知道妈妈、爸爸或保姆等是最可靠的人，对其他人则会感到惶惑不安。

　　一般说来，出生三四个月的孩子是不认生的，对人"一视同仁"。任何人和他玩，他都乐于接受，而且可以玩得很尽兴。到了 6 个月就不再那么"慷慨大方"了，开始出现亲疏倾向。8 个月左右认生达到高峰，民间流传"8 个月不安"的说法就是指的这种现象。1 岁以后认生意识逐渐减弱。整个过程相当于孩子心理发育进行曲中的一支"小插曲"。

　　那么，该如何看待这支"小插曲"呢？心理学家认为，首先，认生是孩子发育过程中的一种社会化表现。小宝宝在妈妈和家人的照料下，产生了一种依恋之情，只有在妈妈或家人身边才觉得安全。而陌生人的突然出现无疑打破了安全的格局，因而产生焦虑甚至恐惧感。

其次，认生是宝宝观察力发展到一定程度的体现。观察力虽然一出世就开始发展，但到了5个月才比较明显。5个月以前的婴儿到了陌生环境是以新鲜好奇为主，常常东张西望，手舞足蹈。而6个月时开始出现情绪记忆，有了怕的感觉，见到生人特别是当生人要亲近他时，他会怕得哭起来。虽然怕见生人，但又要偷偷张望，这是好奇心与惧怕交织的结果，也是这个年龄段孩子的一个心理特点，表示他在长大。

再次，认生是孩子认识能力发展过程中的一次重要飞跃。一方面明显地表现出孩子感知、辨别和记忆能力的发展，即能够区分熟人和陌生人，能够清楚地记得不同人的脸；另一方面，也表现出孩子情绪和人际关系发展上的重大变化，显示出孩子对亲人和对外人的不同态度。比如，他对与母亲年龄相仿，且穿着打扮漂亮的女性，明显地比年龄大的或者是男性有

好感，对这样的陌生人就不那么怕生，乃是因为这些女性与母亲的形象差别不大，没有引起强烈的反差所致。

总之，认生是孩子发育进程中的一种进步，并非退步，更不是没有出息，不必大惊小怪。当然，如果认生程度过重，持续太久，也有消极的一面，如妨碍孩子正常社会交往的发展，形成内向、沉默、胆小、缺乏自信、没有主见等性格弱点，导致人际交往障碍。因此，父母在接受孩子认生现象的同时，不妨采取一些必要的措施，淡化、缩短孩子的这一过程，促使他尽快迈上健康心理发展的快车道。心理学家推荐以下措施：

☺ 走出家门

让宝宝走出自家狭小的天地，尽早见世面，增加人际交往的机会。这里有几点技巧：一是有选择地与人交流，首先选择那些可亲近的大人与宝宝接触，避开那些虽然喜欢孩子，但爱吓唬孩子的叔叔或阿姨；二是讲究一点程序，大人先和对方说话，让孩子感到对方和妈妈是亲近的，没有危

险，再将孩子介绍给人家；三是每当孩子在父母的提醒下，或主动称呼认识的人时，一定要及时给予夸奖，增加他的自信力，利于他把好习惯继续下去。记住，不要将孩子硬塞给陌生人，否则可能伤害到宝宝的安全感，引起不愉快经验的刺激，从而产生恐惧情绪。比如，孩子之所以害怕穿白大褂的人，就是因为这种人曾经给他打过针，使他有了"切肤之痛"的体验。

## ☺ 结交同龄小伙伴

创造机会与条件，促成孩子和同龄小伙伴的交往，尤其是多与外向型小朋友为伴。因为孩子之间喜欢攀比，即便是不喜欢和生人打招呼的宝宝，在看到小朋友主动称呼他人受到夸奖时，也会不甘示弱，忘掉拘谨与胆怯。比如，让两三个 1 岁半以上的宝宝共同去追一个色彩鲜艳的皮球，或轮流拍球、踢球；一起堆沙堡、挖沙洞，在草地里玩找虫子的游戏。稍大一点的孩子则可在台阶上跳上跳下或捉迷

藏。在此过程中，宝宝结识了小朋友，也逐渐认识、熟悉了小朋友的爸爸、妈妈或爷爷、奶奶，可以被看作是孩子接触陌生人的良好开端。

## ☺ 引导孩子主动向陌生人说话

如到公园、游乐场，通常要买票，或者遇到卖玩具的商贩，可让孩子开口，如"买两张门票"，或者"买这个玩具要多少钱？"并事先讲明，想要什么得自己开口询问，否则就不买。当然，第一次你不妨先示范，让孩子学着说一遍，不管他说得好不好，声音大不大，都应该鼓励他。说得多了，他就习惯了。同时，教他正确使用礼貌用语，这样的孩子会更讨人喜欢，自己也增加了主动说话的自信心。

## ☺ 不可用陌生人来吓唬宝宝

如在家里讲"外面有坏人，会把你抢走"之类的话，这些带有恐吓性质的话不利于他和陌生人交往。虽说培养孩子自我保护的安全意识也很重要，但那是三四岁以后的事了，不要过分超前。

"欲壑难填"四个字，用来描述人之贪欲，的确再精当不过了。成人如此，宝宝亦然。放眼天下年轻的父母，不知有多少在为宝宝得寸进尺的纠缠叫苦不迭，更为拿不出正确的应对策略而惶惑不安。

下面就从生活中随机撷取几个镜头，告诉你宝宝贪欲的原因，以及轻松化解的策略，你不会没有兴趣吧？

☺ 镜头 1

妈妈带着雪雪在玩具商店里流连，雪雪兴奋极了，一双稚气的大眼睛在琳琅满目的玩具堆里飞快地扫描。突然间视线定格，整个世界仿佛浓缩成了一点——雪雪看中了一辆款式新颖的遥控汽车，那闪闪发光的车身和帅气的车轮，简直成了最完美的组合。妈妈心里当然明白，不过家里的小汽车多得可以开个小修理铺了，好说歹说才让孩子默默地走开。可不到三分钟，她又在一群"洋娃娃"前停了下来，再也不肯挪动脚步了……

❀ 医生分析 宝宝的"贪心"源于天生的好奇与求新心理，宝宝一出娘胎，便落到了一个完全陌生、处处都是问号的新鲜世界里，要去探索，要去认识，光靠眼、耳、口、鼻等五官开放是不够的。他还要亲自动手，通过皮肤的接触，直接体验未知的感觉，以满足其触摸欲，因而不断地提出购物要求。另外，有些孩子恣意追求玩具的新、奇、多，则是想利用最

123

新、最好的玩具，在小伙伴中建立更大的威信。

❀ 化解策略 面对宝宝的购物贪欲，先要弄清心理动机，然后对症下药。首先，你要多带孩子逛商店，让他的眼睛等感官"吃饱"，以满足其求知欲；在安全的前提下，争取商店工作人员的配合，允许他用手触摸，以满足其触摸欲，这两种欲望满足了，买不买也就不一定了。

如果宝宝看中了已经拥有的贵重玩具，不妨给他购买新的实用且较便宜的东西，作为替换品。比如，雪雪的小汽车已经够多了，你可以这样建议："买支蜡笔吧，你不是开始学画了吗？这个小汽车就留给别的孩子，好吗？"

对于追求新玩具以建立威信的孩子，应明确告诉他：决定一个人在同伴中的地位高低，并不在于拥有东西的多与少，只有学会友好相处才能为伙伴所接纳与认同。

至于个别欲望特强的宝宝，你可以让他将想要的东西写或画在清单上，

到周末再去采购。经过几天的"缓冲"，他的愿望就会"冷却"，不再那么急切甚至遗忘了，你很可能因之而省下一笔钱。

☺ 镜头 2

宝宝与贝贝是一对双胞胎，父母准备的玩具也都是成双成对的，可宝宝仿佛以老大自居，吃着碗里的望着锅里的，经常抢夺弟弟的玩具，惹得贝贝不是大哭就是向妈妈告状。在幼儿园里，宝宝面对其他小伙伴也如法炮制，老师没少批评他，可他就是"秉性难移"。

❀ 医生分析 从表面上看，宝宝的确"物欲"较重，其实很多情况下不是对"物"本身贪恋，而是为了用该"物"来"补偿"别的东西。最常见的是，当他感到母亲的爱被弟弟夺走时，不满之意油然而生，因而夺其玩具来代替母爱。但是，夺物毕竟只是一种补偿，无论拿到多少，都得不到真正的满足，于是就越发起劲地去抢夺东西，给人一种贪心的表象。

❀ 化解策略 当宝宝表现出贪得

无厌时，你的眼睛不要锁定在"物"上，而要把注意力转向他的"感情"方面，是不是给孩子的精神关照太少了。比如，父母要经常与他谈心，增强沟通与交流，充分给予父母之爱，逐渐淡化他对"物"的迷恋与追逐。

☺ 镜头 3

强强的爸妈都是商人，学历不高，在一些高学历朋友面前总感觉底气不足，小两口想在孩子的身上来一个大翻身，便运用他们的优势——金钱来实现望子成龙的梦想。孩子每认熟一个字，或学会一道算术题，发奖金 1 元。开始强强挺满足的，可 3 天后便要求增为 2 元，维持了 2 天，强强又将价码提高到 5 元。爸爸妈妈有些沉不住气了，担心的倒不是人民币，而是感到孩子欲望怎么如此高涨，其贪心程度似乎比自己这个商人还大，难道贪心也遗传？

❀ 医生分析　说贪心有遗传，实属笑话。不过，强强的贪欲倒真与其父母有关。从心理学上讲，孩子的学习动力不外乎内、外两方面的原因。内因就是孩子的求知欲与好奇心，是最根本的动力；外因则是环境的影响与家长的鼓励。强强爸妈采用了错误的鼓励方式，过早地让孩子尝到金钱的魔力，诱发了他的物欲心理，冲淡了求知欲的主要动力作用，非但没有达到激发学习热情的目的，反而强化了他的贪婪心理。

❀ 化解策略　鼓励有多种方式，如表扬、戴小红花、到公园玩、买新玩具以及发奖金等。比较起来，以表扬、戴小红花等精神方式最佳。物质奖励次之，滥发奖金最不可取，强强父母的教训务要吸取。

看了上面几则信息，你的心里是不是有底了？

# 细节③③
# 培养小小社交家

宝宝生来就具有发出信息和乐于接受母亲回应的要求与能力，其实就是一种最初的社交表现，表明人际交往是人类的本能。所以，学会识别孩子发出的社交信号，及时给予正确地应对与帮助，让他们的社交能力得以提升与扩展，以促进自信、活泼、开朗、大方等良好性格特征的早日建立，便成为年轻父母的必修课之一。

从宝宝的成长历程看，年龄段不同，表达社交愿望的能力与方式也不一样，父母必须分别采取相应的方法，方能有所建树，育儿专家设计的培养方案值得你参考。

☺ 出生～6个月方案

儿童心理学家称，出生到6个月为单纯社会反应阶段，孩子主要通过自身发出的信号，如哭、笑、肢体动作以及表情等对外界刺激作出反应。这种技巧与生俱来，得益于先天遗传，请看以下表现：

| | |
|---|---|
| 2个月内的小宝宝 | 如果一个啼哭，另一个或者另一些宝宝会跟着啼哭，你可以理解为一种"声援"、"同情"，或者"响应"，其实就是社交产生的效应 |
| 5～6个月的宝宝 | 一个宝宝啼哭，另一个宝宝会注视或者抚慰他 |
| 4～6个月的宝宝 | 或以假咳嗽和咂舌声来吸引人，或摸着妈妈的脸表示问好，见到熟悉的人报以微笑 |

| 6个月大的宝宝 | 会咿咿呀呀地向玩具熊问好，就像在问候自己的朋友 |
|---|---|

培养方法：父母及时与孩子"对话"，如触摸其皮肤，与他对视而笑，和他一起哼唱，做有节奏的游戏及耍玩具等。模仿他发出的声音，或制造出一些新的声音，如风铃声、摇小铃铛、放轻音乐等。特别要抓住喂养的良机，让孩子通过奶瓶和妈妈的乳房来体验最初的社交接触。

☺ 7个月～2岁方案

心理学家将这段时间称为对抚养者依恋关系的建立阶段，孩子要求社交的信号更多了，行为也更复杂与高档了。

| 7～9个月的宝宝 | 常以哭闹、叫喊、咳嗽及吹泡泡等方式来引人注意，或看着另一个宝宝并伸手去摸，9个月大时，会伸手抓对方的衣服，表达他想和对方做游戏的愿望 |
|---|---|
| 9个月～1岁的宝宝 | 能记得一些社交礼仪，比如"再见"，并且知道和妈妈分别时要亲吻 |
| 1岁左右的宝宝 | 看到其他小朋友，会用手指指他，还会把食物送到别的宝宝嘴里 |
| 1岁半的宝宝 | 喜欢观察大人的行为并模仿，在大人做家务或帮自己穿脱衣服时能帮上点忙 |
| 2岁的宝宝 | 正值"自我"概念的发展期，对"我的"东西特别在乎，往往发生与别人争夺玩具的行为，不要理解成自私与吝啬，而是这个年龄段孩子社交的一种方式，另外，这时的宝宝乐意到邻居家"窜门"，并亲近陌生人，为了让你注意他，还会做出一些看似出格的举动，如抓你的手臂、撞你或不服从你 |

培养方法：除了继续做好第一阶段的措施外，以下举措可逐渐纳入育儿"教程"中来。

❀ 方法1　邀请一个小伙伴来当玩伴。玩的过程中，孩子也许会相互推拉，这是宝宝社交中很正常的事，父母不必过分在意。

❀ 方法 2　创造条件，让他与不熟悉的人接触，并有意地演示社交礼仪。如分别时说再见，并挥手道别。

❀ 方法 3　多用笑声来赞许宝宝的行为。游戏时多欢笑，讲故事时多讲笑话，以此来发展他在社交中的幽默感。

❀ 方法 4　最好让宝宝吃饱了，休息好了，才和小伙伴一起玩，这样的宝宝不会胡闹。如果条件允许，可以多准备一套同样的或类似的玩具，以备孩子发生争执时的需要。

❀ 方法 5　鼓励孩子同小伙伴交换玩具，多创造他与别的孩子交流的游戏机会（如团体游戏），多提供各种有助于一起玩的玩具，及时表扬他与别人和谐相处和分享玩具的行为。

❀ 方法 6　尽量让宝宝参加各种社交聚会，并让他感觉到自己是其中的一员。比如家庭或朋友聚餐时，把孩子的高脚椅摆放在餐桌边，而不是让他坐在大人怀里；各种聚会场合给他一个看得清的位置；引导他习惯和别人在一起，开始教他说"谢谢"。

☺ 2 ～ 3 岁方案

心理学家将 2 ～ 3 岁称为发展伙伴关系阶段，随着运动、语言能力的发展，宝宝社交的愿望与能力皆大大增强。

| 2 ～ 2 岁半的宝宝 | 想要独立，想和别人分享玩具或其他东西，想把自己的意愿强加于人 |
|---|---|
| 3 岁的宝宝 | 变得更独立，也更能容纳人，富有同情心，能和小伙伴及大人建立友谊，这个年龄段的孩子主要用身体动作或行为来表示意愿，故不少宝宝爱用身体撞、挤或碰触别的孩子，父母应给予宽容 |

培养方法：

❀ 方法 1　教宝宝一些社交的基本礼仪，如尊重人，用温和的方式解决矛盾冲突，学习分享等。

❀ 方法 2　带宝宝多去公园、游乐场等小朋友多的场所，学习交往。

❀ 方法 3　鼓励宝宝主动与亲朋好友问好、打招呼，商场购物时让宝宝把钱递给收款员。

❀ 方法 4　组织社区活动团体，让小宝宝们多在一起玩耍，父母共同参与。

❀ 方法 5　遇到宝宝争抢玩具时，既不可都让自己的孩子退让，也不能一味地袒护自己的孩子，应该商讨一个公正、客观的解决方案。

❀ 方法 6　尊重宝宝的行动权，不要过于约束，尽量让孩子学会自己管理自己的交往。

提醒家长：3 岁以内的宝宝交往能力的好坏不能预测他长大后的社交能力，故对于交往能力差的宝宝不要丧失信心。调查发现，不少幼年时内向的人长大后在社交上可以没有任何问题，表明孩子可随着增龄而逐步建立社交意识。

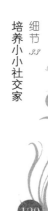

细节
培养小小社交家

## 细节③④
## 宝宝耍两面派怎么办

5岁的路路在学前班里表现特好，经常受到老师的赞扬，如吃饭认真，从不挑三拣四，平时主动把桌椅摆得整整齐齐，还能关心、照顾小伙伴……可一回到家里，便如同换了一个人，吃饭择嘴，什么活儿也不干，不时惹爸爸妈妈生气，简直是一个十足的小"两面派"。

只要你仔细看一看周围的家庭，这样的小"两面派"还不少呢，绝对不止是路路一人，他们在学校与在家中的行为有着天壤之别。说到这里，父母一定要问：小小的人儿咋会有这样的德行呢？其实，这与孩子的心理特征有关。

从心理学的角度看，人都具有两面性，随着环境的不同而有所差异。老祖宗之所以提出告诫，要人们"慎独"，就是源于这一特殊的心理。比如你吧，已经是一个响当当的男子汉了，可在家里与单位完全一样吗？孩子只不过重蹈你的覆辙而已，有啥奇怪呢？换言之，人的本来面目就是这样，会根据不同的环境和情况，有意或者无意地将个性的某个侧面展示出来。另外，集体生活一般都具有较为强大的约束力，在这种约束力的规范下，孩子会收敛他的本性。一回到家中，身心松弛下来，享受一点"肆无忌惮"的放松状态，也符合孩子的本性。故孩子在学校和在家里不一样是很自然的事情，不必将其视为"洪水猛兽"而紧张不安。

当然也要看到，孩子正处于身心发展的关键阶段，若任其"两面派"行为泛滥，放任自流，不加管教与约束，无异于助长他的这种错位行为，会使其心理发育偏离正常的轨道，造成人格发展的不健全。为此，父母既要宽容一些，又要不失时机地进行教育，尽量减少这种现象的发生几率。

那么，宝宝在学校与家中的表现为什么会出现如此明显的反差呢？心理学家的分析是：

其一，学校或幼儿园的老师很注意赏识教育，对孩子的每一点微小的进步都会给予肯定和表扬，顺应了孩子向往夸奖、追求上进的心理。而在家中，父母可能因粗心而忽略了这些，使孩子未能及时得到精神上的激励，失去了做好孩子的动力。

其二，学校或幼儿园的老师比较注意为人师表，时刻注意做孩子的榜样，要求孩子不做的自己首先不去做。父母就不一样了，我行我素，好的行为和不好的行为都成了孩子的榜样。

其三，每个心理健康的孩子都是积极向上的，但由于年纪太小，需要大人不断地肯定或否定来确定言行的对错。老师多能用表扬或批评及时提醒他怎么做是对的，怎么做是不对的。父母则不然，往往觉得孩子做对了是应该的，用不着表扬，做错了是因为孩子还小，也没必要批评。时间一长，自然在校与在家就不一样了。

另外，隔代教育的负面影响也难辞其咎。一般说来，祖辈对孙辈多有重情感、轻理智的心理特点，往往对孩子过分溺爱、迁就。举个例子吧，如孩子乱扔东西，父母大多要制止，祖父母则可能支持，理由是孩子活泼一点好，从而造成家庭成员之间的矛盾与冲突，使孩子无所适从，因而养成两面派的行为——在祖父母面前是一套，在父母面前又是一套。

弄清了个中的原委，应对策略也就应运而生了。心理学家教你从以下几方面做起：

☺ 方法 1

家庭成员组成统一战线，教育务

求一致。首先是父母要一致，传统的"严父慈母"类型，往往造成育儿方面的分歧与冲突，将孩子置于一种"不知该听谁"的混乱信息中。若能从态度到行动都保持一致，则孩子身上所反馈回来的言行也会一致，两面派行为则会逐渐减少。其次是父母和祖父母一致，特别是隔代养育的家庭。刚才说过，祖父母大多疼爱重于管教，常常与父母的态度相左，故相互间应勤于交流，尽量做到意见统一至关重要。

☺ **方法 2**

借助于老师的权威，做好家庭与学校的沟通。一般说来，大多数孩子都对老师言听计从，只要是老师说的都会照办。故可以请老师相助，通过老师的嘴来规范孩子在家里的行为。比如，放学时让老师说："你们就要回到爸爸妈妈身边了，相信你们能像在老师面前一样乖。"或者这样说："老师希望你们回家后帮妈妈做一件

家务。"

☺ **方法 3**

学会赏识孩子，对他的每一点进步都要及时实事求是地给予肯定、表扬，加以鼓励。

☺ **方法 4**

榜样示范，要求孩子做到的自己也要做到。孩子模仿性强，而父母乃是孩子模仿的主要对象。"有其父必有其子"的民谚，说的就是这个道理。

☺ **方法 5**

提倡精神鼓励。如在墙上粘贴小红花，就是非常有效的一招。一些家长反应，当孩子做了好事后，旅游、买高档文具、买滑板车等奖励，都不如一排小红花对他的激励大。因为小红花不仅提供了同龄伙伴间的比较，也提供了自身之间的比较（今天比昨天进步了多少），对形成一个长久的好习惯而言，起到的是比较和推动的作用。孩子由此生发出的自豪感和荣誉感，是任何物质鼓励都不能取代的。

周岁以内的宝宝一般没脾气，堪称为父母的"开心果"。周岁以后脾气渐长，尤其到了两三岁，发脾气几乎成了家常便饭。其实，脾气从无到有是孩子成长的表现，是其心理发育的一个必经过程。偶尔发发脾气，可使沮丧、不满等不良情绪得到及时释放，对情感发育有好处，父母不必过于担心和烦恼。当然，过多过强地发脾气也不好，对家长和孩子都是件精疲力竭的事，可能使孩子发展成抗拒社交的行为，给心理发育蒙上阴影，需要认真应对。笔者列举几个例子，你可从中悟出应对的办法来。

☺ 例1

妈妈带着刚满两岁的遥遥去参加同事的生日宴会，遥遥乖巧可爱，面对众多叔叔阿姨的爱抚，他很紧张，怎么逗他都不说不笑。一位叔叔为打破僵局，抱起他笑着用胡子"扎"他，他一下子大哭起来，用力挣扎，并用小拳头捶叔叔，谁也哄不住，弄得那位叔叔尴尬不已。

❀ 心理解析　宝宝爱在哪里撒气呢？稍加留心就会发现，公众场合（如商场、餐厅、影院、超市、聚会）最为多见。原因在于人太多、声音嘈杂、环境陌生，无形中给孩子增加了心理压力，此时发脾气便成了孩子排解压力的一种方式。

❀ 应对策略

| 策略 1 | 带宝宝去公众场合时尽量避开人流高峰 |
|---|---|
| 策略 2 | 随身携带孩子偏爱的小零食及小玩具，转移他的注意力 |
| 策略 3 | 一旦脾气发作，父母给予劝慰与安抚，或暂时带孩子离开现场 |
| 策略 4 | 出门前先对宝宝"备课"，告诉他在公众场合的必要礼仪，如何应对叔叔阿姨的示爱，让他心中有数 |

☺ 例 2

妈妈教欣欣用小勺子吃饭，欣欣总是用不好，饭菜撒得到处都是，妈妈为省事干脆自己动手，可欣欣又不领情，挥手将盘子与碗一股脑儿推到地下。另外，洗澡也不配合，每当妈妈将他抱进澡盆，他都要乱抓乱蹬，大哭大闹，弄得妈妈手忙脚乱，胆战心惊，草草收场。

❀ 心理解析　宝宝发脾气并非无缘无故，大多起因于不顺心，比如饥饿、口渴、疲劳、生病等，心情变得烦躁不安。比如，欣欣将碗碟推倒，是因为妈妈没有按照自己的意愿办事，引起心情不愉快所致。至于洗澡时发脾气，则源于大人的准备工作未做好，水温过凉或过热，造成孩子体感不舒适而产生反抗行为。

❀ 应对策略

| 策略 1 | 理解、尊重宝宝的意愿与行为，只要无碍大局，应该放手让孩子操作。家长要有耐心，不要随意"越俎代庖" |
|---|---|
| 策略 2 | 父母要给宝宝足够的关注，孩子喜欢成为关注的中心，发脾气有时是想获得关注的一种方式 |
| 策略 3 | 护理宝宝要做好准备工作，如洗澡要先调试好水温，操作过程中手法要柔和，让孩子感觉愉悦、轻松，有安全感 |

☺ 例3

俊俊的妈妈性格直率，脾气暴躁，稍有不快就火冒三丈，在家里经常摔盆打碗，与丈夫争吵不休。俊俊看在眼里，记在心上，渐渐地脾气也变坏了，动辄骂脏话，或欺负小伙伴。左邻右舍开玩笑说发脾气也遗传，瞧俊俊多像他妈妈哦。

❀ 心理解析　说发脾气能遗传显然是笑话，但有"传染性"倒是真的。这是因为孩子往往都是模仿高手，如果父母脾气暴躁，孩子耳濡目染，"近墨者黑"，渐渐地也就成了"小炮仗"，俊俊可谓典型。

❀ 应对策略

| 策略 1 | 父母是宝宝的第一任教师，要随时随处检点自己的言行，养成有涵养的习惯，树立好榜样 |
|---|---|
| 策略 2 | 家庭和睦，夫妻恩爱，营造一个充满人情味与爱的氛围，给宝宝以潜移默化的良好影响 |
| 策略 3 | 平时多讲道理，强调乱发脾气的坏处，培养健康的个性，因为宝宝也有一定的分析与判断能力 |

☺ 例4

矫矫很喜欢那双绣有小熊猫的袜子，可妈妈嫌陈旧了，给她买了一双新袜子取而代之。矫矫只看了一眼，就将那双新袜子气愤地扔在了地下，并拒绝吃早餐。

❀ 心理解析　父母强迫他去做某件事情，他不愿接受，但大人坚持要他照办，于是就用发脾气来发泄内心的不满。

❀ 应对策略

| 策略 1 | 弄清宝宝的真实想法，不要以大人之心去度宝宝之腹，对于孩子的合理要求应尽量满足，比如矫矫喜欢旧袜子，那就不给他买新袜子，问题也就解决了 |
|---|---|

| 策略 2 | 冷处理，暂时不予理睬，待孩子的情绪慢慢稳定下来以后，再试着与他交换看法 |
|---|---|
| 策略 3 | 大人保持耐心，避免自己情绪失控，更不能说"狗咬吕洞宾"一类的气话，以免火上浇油 |

☺ 例 5

雪雪玩搭积木的游戏，他想搭一座小宫殿，可怎么也弄不好。一气之下，将积木全扔进了垃圾桶，并大哭起来。

❀ 心理解析　遭受挫折，导致心情沮丧，这是孩子发脾气的又一基本原因。其实，挫折是不可避免的，是孩子成长的一部分，因为他们的能力有限，耐受挫折的力度最小。此时，发脾气便成为发泄愤怒、焦虑和困惑的工具。

❀ 应对策略

| 策略 1 | 引导宝宝逐步发展行为控制能力，培养他的耐心 |
|---|---|
| 策略 2 | 为宝宝提供其他发泄恼怒和沮丧的途径，如拨浪鼓一类的玩具或小口琴一类的乐器能帮助他宣泄情感，把情感引向建设性的方向，或通过唱歌、涂鸦等方式释放自己的情绪 |
| 策略 3 | 当宝宝发完脾气，你可与他一起玩积木，帮助他对刚才的不成功进行弥补，以建立自信心 |

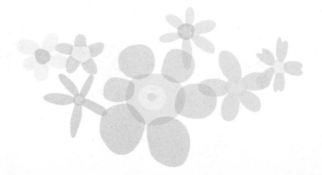

雪雪的嫉妒心越来越重了，妈妈的心里很是不安。妈妈清楚地记得，还在宝宝2岁左右时，妈妈一抱起邻居的孩子，雪雪就会用还不太清晰的语言大声"抗议"，甚至上前去拉妈妈，"拼命"地要将小伙伴推开。如果妈妈没有照办，雪雪会用眼泪来提出"最后通牒"。

如今，5岁的雪雪已经是学前班的一名学生，照理说该"懂事了"，却在一次课间操时用脚绊倒一个小伙伴，被发现了还满脸无所谓，甚至有点幸灾乐祸。事后，老师经仔细询问才知道，雪雪很不服气老师表扬小伙伴做操做得好，故意让他当众出丑才暗中下手的……

☺ 嫉妒心与生俱来

嫉妒是一种"负面情绪"，几乎是与生俱来的。美国儿童心理学家斯坦贝格认为，嫉妒感可能最早出现在学步前的婴儿期。研究资料显示，有的不足周岁的婴儿看到母亲给其他婴儿哺乳时，就会出现心率加快、面色潮红等不安反应，甚至哭闹起来。当长大到学龄前的五六岁时，妒意会更频繁地袭上心头。至于上学以后，由于和小朋友进行多种"比较"的机会骤然增多，可能会遭到更多嫉妒感的折磨，只是随着年龄的增长，渐渐学会了"掩饰"而已。不过，绝大多数10岁以下的儿童仍会表现出较明显的嫉妒情绪，尽管深知这并不光彩。

如果你稍加留意，就不难发现：有的孩子会因为邻桌赢得了一朵小红花或受到老师的表扬而闷闷不乐；或对小伙伴在游戏时投中了球而感到不快；或对自己最好的朋友穿上好看的新衣而莫名其妙地耿耿于怀……甚至像雪雪那样萌生报复心理。

嫉妒心理有男女差异吗？以往认为男孩子心胸较为开阔，嫉妒心理偏重于女孩子，但斯坦贝格的统计表明：男女孩都一样，相差无几。嫉妒的对象往往是关系较亲近的同桌、好友甚至年龄相差不多的兄弟、姐妹。经常嫉妒他人的儿童，大多性格怪诞、不思进取，也少有朋友。一般来说，嫉妒心是阴暗、丑陋的，它可能摧毁理智，泯灭良知，扭曲人格，污染灵魂，故很有必要加以纠正。

### ☺ 嫉妒心的源头与危害

从心理上讲，嫉妒心首先要追溯到婴儿期。由于缺乏适当的母爱，没有母亲连续不断地爱抚，造成宝宝情感饥饿，缺乏安全感，长大后便不能理解别人的情感，显得特别以自我为中心。

其次，有些宝宝自小受到父母的溺爱与娇惯，养成了惟我独尊的习惯，即使出现了嫉妒心，父母也会同情孩子，不去认真地矫治，致使其嫉妒心理日渐膨胀。

再次，一些父母不善于家教，"激将法"用得不妥当。如在宝宝面前"夸奖"另外一个孩子："牛牛可比你强多了，你看，他又勤快，又爱学习，回回考试都是5分，你要啥时才能赶上他呀？"这样的训导只能加深孩子的嫉妒心，使他像雪雪那样对牛牛怀有敌意。

另外，有些家长偏爱自己的孩子，以致过分地夸奖或炫耀孩子的长处。时间一长，容易使孩子产生"我比谁都强"的心理，不允许或不能接受别人超过自己的事实，从而产生嫉妒甚至敌视心理。

大人的影响也不可忽视。有些父母公开在宝宝面前议论、贬低同事或朋友，使孩子不知不觉地受到潜移默化的影响。可以说，一些孩子的嫉妒心理是父母不断地"传染"给他，并逐渐积累而形成的。

## ☺ 嫉妒心理的发展过程

大约从1岁半到2岁起，宝宝的嫉妒心理就开始有了明显而具体的表现。起初，孩子的嫉妒大多与母亲有关。如果自己的母亲将注意力转移到别的孩子身上，他就会以攻击的形式对别的孩子发泄嫉妒。例如，当母亲去抱别家的孩子时，孩子就会很快地跑过去，叩他的头，或抓他的脚，想把那个孩子支开，甚至骑在他的身上（雪雪就是这样）。这是幼儿在家里表演的嫉妒形式。

在幼儿园里，相互比较的机会相对地增加了，嫉妒的形式也会随之发生变化。如偷偷地把老师喜欢的孩子的东西藏起来或搞破坏；上课时，如果老师夸奖别的孩子，他便会大声喊叫："我也会啊！"……这样的例子可谓举不胜举。

幼儿的嫉妒不像成人，成人可以伪装，表现得隐晦曲折，或声东击西，或指桑骂槐，孩子则具有外露性。幼儿嫉妒与大人嫉妒的不同之处，主要是不能有效地控制自己的情感。大人在非常嫉妒时还会尽量忍受，心中虽然不高兴，但也不会形之于色；幼儿却直接而坦率地表露情感，根本不考虑后果。幼儿的嫉妒有时还具有攻击性和破坏性，如自己很想要的玩具妈妈不给买，便会深深痛恨持有那种玩具的孩子，直到把人家的玩具弄坏才罢休。

孩子的嫉妒心理越重，嫉妒的对象越多，人际关系就越冷淡，这就给他的人际交往能力的发展带来极大的障碍。故嫉妒心也是孩子人际智能发展道路上的一块绊脚石。

## ☺ 嫉妒心理纠正策略

首先是审视宝宝嫉妒心理的大致形成过程，弄清嫉妒心理的源头，然后采取相应的措施。如缺乏父母之爱者，家长要主动给他以关怀，让他享受到足够的家庭温暖；缘于父母过于溺爱或娇惯者，要改变教养观念，削减孩子的惟我独尊心态；谨言慎行，少用或不用不妥当的"激将法"；大人身教重于言教，为人处事心胸豁达开朗，切忌小肚鸡肠，给孩子树立一个好榜样。

二是提高宝宝的自我认知能力。心理学家建议，帮助宝宝提高自我认知水平，发展他们的内省智能，是克服嫉妒心理的秘诀之一。比如，当小伙伴受到老师表扬而不服气时，不可笼统地对孩子说什么"人家就是比你强嘛"，而要具体分析孩子与小伙伴的情况，讲清每个人都有长处和不足，使孩子看清与小伙伴之间的差距真正在哪里。随着他的认知能力的不断发展，会逐渐知道每个人的能力都是有限的，不可能什么都比别人强，当然也不是什么都比别人差。另外，为人父母者也可以拿自己做例子，帮助孩子正确认识自己，看清自己的优势与弱点。这种方式孩子比较容易接受，对嫉妒心的克服也比较有效。孩子如果能学会经常这样去想问题，嫉妒心理就会慢慢淡化，做到客观地评价自我与别人。

三是培养宝宝的移情能力。所谓移情，简单的说就是能设身处地为他人着想。移情能力的形成，乃是孩子心理成熟的重要标志，而心理成熟的孩子自会有自我排解嫉妒心理的能力。举个例子，华华看动画片时感动得哭了，表明他已经会站在剧中人物的角度想问题。但看到妈妈抱别的小伙伴时，他又嫉妒得不得了，表明他的移情能力还比较弱。怎么办呢？你不妨常带华华去朋友家做客，事先告诉你的朋友（假设朋友的孩子叫明明）多抱抱华华。回到家里，你就可以问华华，"明明的妈妈抱你，你是不是很开心呀？"让华华明白，别人的妈妈抱自己，是表示对自己和妈妈的欢迎，让自己开心，也让妈妈开心。接下来，你就可以进一步引导华华：假如明明到咱家来做客，咱该不该抱抱明明，让明明和他的妈妈也开心开心？如此多次重复，孩子的移情能力就会逐步得到加强。

四是帮助宝宝将消极的嫉妒转化为积极的动力，提升他的竞争意识。关键是要让孩子明白自己落后的原因不在于别人，而在于自身。如果他一时还无法接受，家长不妨先赞扬他哪些方面做得好，待其情绪平静后，再和他一起分析哪些方面做得不好，还需要努力。这样逐渐将他向奋发上进的道路引导，让嫉妒心转化为自信心，而自信心恰恰是扑灭嫉妒之火的最佳"灭火剂"！

五是鼓励宝宝多参加竞赛型游戏，如飞行棋、国际象棋等棋类游戏，目的在于让他多一些体验成功与失败交织的矛盾感受。因为心理上的矛盾冲突，可以锻炼孩子的心理调试机能。方法是：开始时家长一边教他学习游戏规则，一边和他一起玩。然后，试着鼓励孩子跟其他小朋友一起玩。孩子赢了比赛，很开心，家长不妨抓住时机问他：为什么会赢，人会一直赢吗？如果他输了，家长切不要流露出不快，应该尽量平静，让孩子明白，比赛中输赢都很正常，输了可以再赢，赢了也可能再输。引导他树立正确的竞争意识，并要他明白，竞争是为了找出差距，更快地进步和取长补短，不能用不正当、不光彩的手段去获取竞争的胜利，把他的好胜心引向积极的方向。

总之，嫉妒是一种被扭曲了的情感，妨碍孩子的健康成长，一旦发现苗头，要及时设法纠正。家长要树立这样的观念：孩子的心理发育与体格和智力发育一样重要，一样需要父母用心血去浇灌。

细节 36
宝宝也有嫉妒心

华华在父母面前说说唱唱，蹦蹦跳跳，活泼得不得了，可一旦来了陌生人马上"变脸"，羞羞答答、扭扭捏捏，直往父母身后躲，让爸爸妈妈尴尬不已。

无独有偶。军军在家中也是敢做敢当的小男子汉，可节假日妈妈要带他去公园参加儿童游乐活动，他死活都不肯去，抱着妈妈的腿不放手，又哭又闹。

这就是日常生活中常见的孩子害羞现象，困扰着相当数量的父母。对此，应该怎样正确看待与应对呢？

☺ 科学看待害羞

害羞是优还是劣？不能一概而论。应该说有优也有劣，可能更为贴切。比如，美国哈佛大学和耶鲁大学的心理学家就发现：害羞者的神经系统天生较发达，内心世界比较丰富，往往比较敏感、细心。换言之，害羞的孩子大多智商较高，这不能不说是一件好事。

不仅如此，一位名叫沃伦·琼斯的心理学博士追踪观察发现，害羞的孩子长大后不仅有优点，而且优点还不少呢！

| 优点 1 | 害羞者多较精明，勤于思考，富于创造力和实干精神，对坎坷、挫折、失败等的承受能力较强 |
|--------|------|

| 优点 2 | 害羞者比较可靠，能得到他人的信任，因为他们不会说长道短或搬弄是非 |
|---|---|
| 优点 3 | 害羞者是较好的搭挡，因为他们在群体中往往不爱出风头，常替他人设想 |
| 优点 4 | 害羞的女性比较娴淑拘谨，而不会叽叽喳喳地没涵养，恰为不少男性所青睐 |
| 优点 5 | 害羞者通常受教育较多，因为他们喜欢阅读和计算 |
| 优点 6 | 害羞者多可成为知心朋友，假如对方可靠，他也会以诚相报，努力去维护这种友谊 |
| 优点 7 | 害羞者的婚姻能维持更长的时间，较努力地去维系婚姻，对配偶和家庭比较关心和爱护 |

不容讳言，害羞的劣势也是显而易见的。另一位叫做菲利普的心理学教授就数落了害羞的诸多缺陷：比如不善辞令、临阵胆怯退缩、社交常常失利；形单影只，很少甚至没有朋友；性格乖僻，势单力孤，事业成功的阻力增大……特别是孩提时代是性格形成的关键期，害羞会使孩子向内向、沉默、胆小、缺乏自信、没有主见等不良个性倾斜，从而阻碍精神与心理的正常发展，在少年、青年乃至整个人生失去许多不应失去的东西。

另外，在体格方面的消极影响也不可忽视。美国医学专家观察到，性格内向、怕羞的儿童易患龋齿，症结在于害羞的孩子往往难以适应新的环境，断奶或适应固体食物比较困难，而断奶太迟是孩子发生龋齿的一个危险因素。尤其糟糕的是，一项最新医学研究发现，害羞的人更易遭受艾滋病病毒的袭击。解释是：此类人的精神调节系统（包括心率等）常处于亢奋状态，在其对抗应激压力时，体内常释放出一种称为去甲肾上腺素的物质，可以明显增强艾滋病病毒的增殖势头。

☺ 宝宝害羞之秘

据统计，大约有 5% 的宝宝天性羞涩，其中绝大多数（约占 75% 以上）会保持到 8 岁、14 岁甚至终生。那么，这部分孩子为什么与众多落落大方的孩子不同呢？

一部分科学家认为，害羞天生如此，有一定的遗传性，缘于大脑中的一个特殊结构——"害怕中心"。"害怕中心"就是大脑中一个有着杏仁大小的特殊结构，医学上称为扁桃形结构，这一结构控制着人体对威胁刺激的情绪反应。而害羞者的此种结构与他人相比更为活跃。一旦陌生人的影像出现在眼前，"害怕中心"就会受到刺激，随即出现面红耳热、心跳加快、手足无措等羞怯征象而产生退缩反应。

更多的学者则倾向于"后天"的观点，否认害羞与遗传有关。美国害羞研究所的卡尔杜奇教授提出，害羞者一般呈现三个特征：过分自觉、对自己过分贬低和对自我过分关注。这三个特征中都包含了强烈的自我意识，而自我意识一直要到18个月以后才能完全发展起来，由此推知害羞并不是天生所致。与教育不当（如父母对儿童的胆小不加引导，或引导不得法）、父母影响（如父母自身有害羞行为）或挫折经历有关，进而导致退缩行为，致使孩子潜移默化而逐渐形成害羞性格。

☺ 矫治害羞八大策略

虽说先天因素已成定局而无力改变，但后天的影响完全能够用科学的方法加以消除。心理学家建议你从8个方面做起：

❀ **父母树立榜样**　榜样的力量是无穷的，父母首先要养成热情、大方、活泼的良好性格特征，并时时处处"言传身带"，让孩子接受你的熏陶。对于生性胆怯的孩子要善于引导，如鼓励他将担心讲给你听，并及时予以化解，防止其向羞怯方面转化。特别是要帮助孩子培养不过分计较个人"面子"的习惯，因为害羞者本来自我意识就很强烈，比一般人更为敏感和机警，"面子"观念过强会导致羞涩心理进一步强化，变得更加顽固。

❀ **创造条件，促使宝宝多参加群体活动**　儿童心理专家认为，羞涩的孩子表面上看起来不爱交往，实际上对周围的人群及环境非常感兴趣，是焦虑令他裹足不前。因此，促使他多与周围的伙伴接触，并打成一片，消除焦虑，既顺应了他好玩的天性（好玩是所有孩子的天性，不管害羞与否），又提升了他的胆识，有利于害羞逐渐减轻甚至消失。

❀ **调整游戏项目**　害羞与大方的宝宝往往玩的游戏有差别。你稍加留意就会发现，害羞的孩子更喜欢玩一些没有伤害性的安静的游戏，如看书、画画、拼图、搭积木等。你不妨诱导他做些调整，引进一些如玩沙子、抓虫子、拍皮球等不太"卫生"的项目（但事后一定要洗净脸与手），或跳台阶、相互追逐、抢皮球等需要一点勇气的"冒险性"项目（提醒他注意安全），在这些新的游戏中一点一点地淘汰掉羞涩的情绪。

❀ **多给宝宝说话的机会**　在超市、商场、公园、游乐场等公共场所，让孩子多开口。例如，孩子想要某种玩具，你就告诉他："自己对营业员阿姨说吧，要哪种，需付多少钱。"如果宝宝扭捏不开口，就带他离开。

❀ **越早自理越不怕生**　有些宝宝害羞，与父母给予的过多保护有关，

过多的保护和代劳束缚了他的手脚，久而久之就变得缺乏探索的勇气了，故及早培养其自理能力很重要。培养可自2岁开始，从自己睡觉开始，扩展到自己上厕所，自己刷牙洗脸，自己穿衣服，自己吃饭，自己收拾玩具等。实践证明，自理能力强的孩子比"父母包办"的孩子更活跃，更愿意接触陌生人与陌生事。

❀ **营造宽松的家庭环境**　允许宝宝安静的个性存在并自由发展，能有效地改善其羞涩心理。记住，永远不要责备害羞的孩子，或者强迫他做不愿做的事，如让他欢迎一位陌生的亲戚，或者将他独自留在朋友家里。如果你想送孩子到朋友家参加聚会，不妨来个"曲径通幽"，先邀请朋友和其他孩子到你家里来玩，给他一个适应与准备的过程。原因在于这些孩子在参与活动、走入新的环境，或者与新的人物接触以前，往往需要先用时间来了解情况，在确认安全之后才肯进入。

❀ **让他当"孩子头"**　害羞的宝宝

在一群孩子中往往不"出头"，因为不管做什么事，他总是躲在别人的后面。由于害羞，他会失去在人前表现的机会，而表现的机会少了，孩子就更害羞了，此乃是一个打击孩子自信心的恶性循环。为了打破这个恶性循环，不妨找几个年龄更小的小伙伴与你的孩子一起玩。你的孩子虽然害羞，但比其他孩子年龄大，游戏中自然就会处于主动的位置，如决定玩什么游戏，怎样玩，都会由他来"一锤定音"，自然地成为了孩子中的"头"。时间一长，孩子就会变得有胆有识、主动活泼、热情大方了。

❀ **勤做户外锻炼** 户外锻炼是增强神经系统的又一个有效方法。害羞的宝宝性格内向，气质多属于黏液质或抑郁质类型，神经系统比较脆弱，容易激动，一点小事也会闹得脸上红一阵、白一阵。通过体育锻炼，增强了体质，过度的神经反应会得到一定程度的缓和，害羞程度随之得以减轻。

最后，告诉家长一个好消息，科学家已尝试用药物来治疗害羞。英国专家的一项临床实验显示，不久将有一种特殊的新药上市，这种新药通过刺激脑部分泌一种可以控制人类情绪的化学物质含量，来使脑内的荷尔蒙重新回到平衡状态，从而改善羞涩症状。

# 细节❸❽
# 为宝宝交友把好关

宝宝出生后，随着体格的增长，心理也开始发育，从入托、入园的那一天起，接触与交往对象便由小家庭向社会扩展。入学以后，交往范围更大，陌生的同龄者逐渐变为同伴甚至朋友——交朋结友的序幕就这样拉开了。作为父母，为孩子把好关责无旁贷哦。

### ☺ 交友是成长的需要

作为一项重要的社会技能，交友能让宝宝学会交往与合作，扩大和丰富社会关系，发展友谊，体验情绪，积累情感力量。没有朋友的孩子形同"孤家寡人"，容易造成性格孤僻，行为消极，日后遭受学习、情感危机以及人际冲突等困扰的可能性增大，甚

至为成年后的事业、前程蒙上阴影。

不过，孩子毕竟是"孩子"，择友、交友全凭主观好恶，带有相当大的片面性与幼稚性，容易与坏朋友结缘便在情理之中了。

提醒家长，有两类宝宝容易交上坏朋友，即学习成绩差者与"逆反"情绪过强者。原因在于前一类孩子在同伴中无法获得尊重感，经常遭受漠视与孤立，便和一些类似的同龄者聚集在一起，所谓"人以类聚"是也；后一类由于"逆反"意识作祟，专与大人对着干，以显示自己的独立能力。

另外，父母不能以自己的好恶作为鉴别好坏朋友的标准。特别是残留在灵魂深处的门第、等级、贫富等过

时观念（如富有家庭的父母不喜欢孩子与较为贫穷家庭的同龄人为友，权贵家庭不愿意孩子结交来自平民家庭的孩子，文化层次较高者反对孩子与"个体户"子弟来往等），一定要彻底清除。正确的态度是：一要尊重孩子的选择，以保护他的自尊心；二要通过多种渠道对孩子的朋友做全面了解，并探索一下你的孩子究竟喜欢对方什么；三要有一副宽容的心态，不能对孩子的朋友求全责备，因为人无完人，何况还是个孩子。

☺ **如何为宝宝把关**

如何把关呢？关键在于正面引导，做到"防患于未然"。首先，要懂得宝宝的心理，他们最愿意结交与自己相似、并有类似价值观及自己赞赏的人为朋友，故父母应对自己的言行做出调整，为孩子树立良好的榜样。

其次，教宝宝学会识别行为的好坏，逐步建立起正确的择友观。比如能分享、会合作、乐于助人、善良、懂礼貌、学习努力、遵守纪律等属于好行为，具有这些行为的伙伴就值得

交朋友。反之，打架、说脏话、欺侮小伙伴、逃学、嗜烟酒、违法乱纪等则属于坏行为，对于具有这些坏行为的人以"敬而远之"为好，绝对不能与之结交为友。

再次，鼓励宝宝积极参与集体活动，如儿童聚会、节日活动等，培育对运动队、兴趣小组等集体组织的兴趣与热情，扩大社交圈，发现与结交好朋友。另外，利用影视节目、新闻人物为榜样，让孩子认识到：交朋友就要交这样的朋友。

另外，帮宝宝选择交友对象时，还要了解双方孩子的优势与劣势，以便相互起到矫正与互补的作用。比如，自己的孩子比较胆小，最好让他多与勇敢的孩子交往；如果孩子比较幼稚，不妨为他找一个成熟一些的朋友；如果孩子较为孤僻，就需要有一个至几个开朗的伙伴；如果孩子依赖性强，与独立自主的儿童结友自会受益匪浅，促使孩子的人格与个性日趋完善。

☺ **宝宝交错朋友怎么办**

绝对不可小看坏朋友的消极影响，

"孟母三迁"的典故以及"近朱者赤，近墨者黑"的古训充分说明了这一点。那么，当发现宝宝已经交了坏朋友，你该怎么办呢？

请你记住：面对宝宝交错朋友的严峻现实，斥责、打骂、关禁闭或者赶出门的做法只会适得其反，造成孩子情绪上的对立，使他心理上的"归属感"转移，将他与坏孩子的关系推得更近。明智的举措是运用智慧，将说服、引导、关爱、信任等融合起来，让孩子真正感受到亲情的温暖，避免孩子到外面去寻找"知音"与"安慰"。以下几种方法值得你一试：

### ❀ "曲线出击"法

生活实例：老师告诉雪雪的妈妈，雪雪与班上一个经常逃学的女生来往密切，老师曾几次提醒雪雪离开这个同学，但雪雪"我行我素"，照常与那位女生"不离不弃"。

妈妈的做法：乍一听到消息很生气，想要女儿马上与那个女生断绝来往。后来冷静下来，决定周末与雪雪好好谈谈。妈妈先不提及逃学女生的事，而是检查了雪雪的作业，发现有几次未能按时完成，便询问原由，女儿却轻描淡写地说与伙伴多玩了一会儿。妈妈随即追问，是那个经常逃学的女孩子吗？雪雪的脸微微发红并点了点头。妈妈一边抚摩着女儿的头，一边柔声地告诉她："以前老师常夸你是个出色的孩子，可自从交了新伙伴后就开始变了，你可要好好想一想哦……"不久就传来好消息：雪雪已经离开那个女生了。

专家点评：像雪雪妈妈那样"立即断绝交往"的想法是大多数家长的本能，但雪雪妈妈的聪明之处在于没有"单刀直入"地斥责或批评，而是"曲线出击"，低调应对，既说清了父母的意思，又给了女儿足够的时间反思，最终达到了目的。试想，雪雪的妈妈如果简单粗暴地命令女儿与逃学女生断绝关系，很可能遭到女儿的横眉冷对甚至断然拒绝。

### ❀ 对症下药法

生活实例：瑞瑞与一个转学来的男生打得火热，那个男生打架斗殴远近闻名。妈妈非常担心儿子学坏，每当孩子回家都要严厉斥责一番，并限期要瑞瑞与坏男生脱离关系。

爸爸的做法：爸爸也很着急，但见妈妈的做法不仅未见效果，反而使孩子越走越远。于是，爸爸冷静地与瑞瑞交谈，原来那个好斗的男生会一点"拳脚"，喜欢"武功"的军军特别崇拜他，因而走到了一起。从那以后，爸爸每逢周末便带瑞瑞去少年宫观看儿童武术表演。当瑞瑞看到了真正的"武功"，坏男生的"花架子"武术再也激不起他的崇拜心理了，因而渐渐疏远。

专家点评：一些孩子是因喜欢或崇拜坏孩子的"一技之长"而走到了一起，故父母先将原因搞清楚，像瑞瑞爸爸那样"对症下药"，难题便迎刃而解。

### ❀ 转移兴趣法

生活实例：想想喜欢跳舞，谁的舞蹈跳得好，谁就是她的好朋友。于是，一个经常迟到早退的女生成了她的"座上宾"。

妈妈的做法：想想的妈妈明白，女儿虽然喜欢跳舞，但更喜欢器乐演奏。与丈夫商量后，在想想的生日那天，买了一架手风琴作为礼物送给了女儿。从此，课余时间经常听到女儿的琴声，再也没见到她去找那个"朋友"了。

专家点评：转移孩子的兴趣，将他的爱好引导到更有意义的活动中，常可收到事半功倍之效。

### ❀ 借助"第三者"法

生活实例：爸爸发现陶陶的指头有烟熏的痕迹，再三追问，原来宝贝儿子与一个"小烟民"交往甚密，受其影响，陶陶逐渐由一个吞云吐雾的"旁观者"变成了"实践者"。爸爸多次给陶陶讲述吸烟的危害，并要求他与"小烟民"保持距离，可陶陶总是不以为然，与"小烟民"藕断丝连。后来，爸爸请当大夫的舅舅帮忙，舅舅带陶陶参观了医院的呼吸科病房，病房里住满了因吸烟而导致的肺气肿、肺癌的病人。看着病人咳嗽不断、呼吸困难等惨状，东东一脸惊诧与恐惧的神色。从此，陶陶与"小烟民"彻底拜拜了，指头也恢复了正常的肤色。

专家点评：找个"第三者"做工作，比父母更有说服力，效果会更好。

❀ 宽容妥协法

生活实例：夏夏经常与一个学习很差的孩子在一起，父母很担忧。后来到老师处了解到：那个孩子的母亲瘫痪在床，每天都要帮父亲照看妈妈，因家务事太多而致学习成绩下滑。孩子本人重亲情，心地善良，待人诚恳，是个好孩子。

父母的做法：了解情况后，父母放心了，不仅不阻止，反而鼓励夏夏与其交往，夏夏帮助那个孩子补习功课，成绩逐渐上升。夏夏呢？周末在家竟然主动做起了家务。两个孩子互相取长补短，获得了双赢。

专家点评：妥协不仅是一种宽容，更是一种智慧，夏夏父母的做法堪为明智之举。

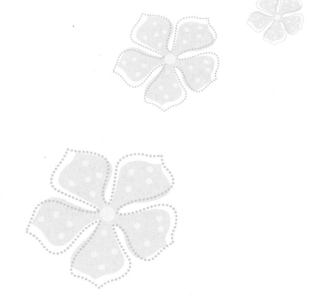

## 细节③⑨
## 宝宝成了节约模范

买回没几天的小汽车散了架，吃剩的火腿、面包、馒头散落在茶几上，作业本未用到一半就扔了，饮用水撒得满地都是……这样的浪费"景观"在有孩子的家庭可谓见惯不惊。在宝宝的心目中，生活资源总是取之不尽、用之不竭的，想要什么就应该有什么，根本没有浪费与节约的概念。

然而，大李家却是例外，7岁的壮壮已经是一名小学二年级的学生了，从学前班开始就被老师誉为节约模范。看着壮壮的进步，大李两口子很感欣慰，因为他们的心血没有白费。

☺玩具为节约意识启蒙

常有家长去取经，壮壮为什么会"先知先觉"呢？主要得益于大李有"先见之明"。大李与妻子早已从亲朋、同事、邻居等家中，看到了"前车之鉴"——宝宝浪费问题的普遍性与严重性，故在壮壮出生后不久，就将节约意识的培养与教育列入了家教计划，而且商定从玩具开始。因为玩具是孩子最早接触的消费品，也是浪费的重点对象。

宝宝既爱玩具，又喜欢肢解玩具，壮壮也脱不了这个俗，一件新玩具不出3天就报废了。其实，宝宝的真实动机在于用自己的小手揭开陌生事物之迷，或想检验一下自己的能力。于是，两口子采取了以下几条化解措施：

| 措施 1 | 买几件安全的低廉物品，任凭壮壮去"研究"与"琢磨"，满足他的好奇心 |
|---|---|
| 措施 2 | 价格较贵的玩具，买回来先拆开让壮壮观看，同时给予讲解，让他弄清其中的奥秘 |
| 措施 3 | 玩具出了问题，与壮壮一起修理 |

随之，壮壮的"破坏"行为减少了。可又出现了新动向，自己的玩具玩不了多久就厌弃了，见到小伙伴的新玩具就想要。显然，这是攀比心理在作怪。于是，大李反复讲解新东西是买不完的，只要够玩就行了，玩具过多是一种浪费，好孩子不应该浪费。尽管壮壮为此哭过、闹过，但两口子态度一致，始终不让步，壮壮也就不再纠缠了。一些家长之所以"防线崩溃"而屈从孩子，就是因为心太软的缘故。

壮壮4岁以后，再没有添置新的玩具了，而是教他用旧报纸、鞋盒、塑料瓶等为材料，自己动手做玩具。虽然看上去没有商店里的漂亮，但终究出自于自己的手工，加上大人夸赞他心灵手巧，壮壮非常高兴，玩得更起劲了。尽管他仍旧喜欢逛玩具商场，但不再缠着大人购买，而是仔细地观察新玩具，然后回到家中自己模仿着做。

大李粗略计算了一下，从壮壮开始接触玩具起，几年间的玩具总和没有进入两位数。尽管壮壮对"浪费"、"节约"等概念尚很模糊，但在实际行动中已得到了真实的体验，无异于一种特殊的"启蒙"。

☺ 餐桌浪费化解有道

继玩具之后，大李的目光又移到了餐桌上。随着壮壮的增龄，进食能力不断提升，由依靠父母喂养发展到独立进餐，浪费食物的苗头出现了。如不愿将碗里的食物吃干净，零食尝几口就随手扔掉。

大李曾请教过一位儿童心理学专家，专家认为孩子浪费饭菜的主要原因有：挑食、贪玩、情绪低落、大人给饭菜太多等。结合壮壮的情况，两口子首先调整了食谱，尽量增加品种，并随时更新花样，诱发壮壮的食欲；督促壮壮吃饭时不得玩耍；餐桌上不要摆得太多，以免"吓"着孩子；进餐过程中不谈不高兴的事，只表扬不批评，营造一个轻松的氛围。

同时，重视大人的表率作用，每餐的饭菜力求适量，偶有剩余就放入冰箱。记得有一次下乡去外婆家，外婆将壮壮吃剩的饭菜倒入自己的碗里吃了，对壮壮的"震动"很大，从此他的碗里变得干净了。有时我们去餐馆吃饭，剩余的食品都要求服务员打包。

另外，教壮壮背诵古诗词，如"锄禾日当午"等，利用周末或假期到郊外活动，亲眼看农民伯伯的辛苦劳作，让他懂得粮食来之不易。当壮壮对金钱有所认识后，大李夫妇还将浪费的粮食折算成金钱，对孩子的教育更为直观了。

☺ 零花钱融入理财教育

与其他孩子一样，壮壮接触钱也是从压岁钱开始的。每年春节，爷爷奶奶与外公外婆都要表一番心意，慷慨解囊。大李与妻子成竹在胸，不能让压岁钱滋生或助长壮壮的"阔少思想"，专门为他在银行里开了一个户头，并明确地告诉他，这些钱现在还不属于他，是大人为他日后入学准备的学费。

壮壮4岁多以后，开始发给他零花钱，每半个月发一次，每次数额都有限制。对零花钱的使用大人提出建议，如购买喜欢的书刊、学习用品等，或者捐赠灾区以及有困难的同学，不能全部花在买玩具或吃喝方面。这样做是在有意识地引导他如何正确花钱。

同时，鼓励他不要每次都花光，要有节余，节余越多，下次给予同等数额的奖励。节余部分可存于银行的户头上，告诉他逐渐积累，如同滚雪球似的，等到需要的时候可以买一个"大件"物品。这不仅强化了壮壮的节约意识，而且教给了他理财的技巧。

5岁以后，大李的妻子每个周末都要带壮壮赶一趟农贸市场，了解物品的行情，见习如何砍价。6～7岁时，

154

每个月的月末让壮壮当一次家，计划一下一天、一周或者一个月的花费。目的是使孩子在解决经济问题的实践中锻炼"经济头脑"，唤醒他的"经济潜能"，开启他的"财商"。

就这样，壮壮对钱的价值有了新的认识，节约意识得到了稳步提升，开始有了理财的主观能动性。举个例子，一次，壮壮对3元钱一支的冰淇淋发生了兴趣，大李妻子就给他算了一笔账：3元钱可以买1斤黄瓜（6角）、1斤番茄（1元）、半斤豌豆（8角）和1斤白菜（6角），足够三口之家吃两三顿呢。简单地一比较，壮壮恍然大悟，便拉着妈妈迅速走开了。

几年后，壮壮正式入学了，节约意识得到了进一步的强化，对学习用品一直比较珍惜。其他同龄孩子常见的丢弃作业本、乱扔铅笔等现象在壮壮身上基本上没有发生过。只是开始时使用圆珠笔，没几天就要买新的，大李一询问，才知道壮壮不懂得圆珠笔笔芯里的墨水用完后，只要换一支新笔芯就可继续使用了。经过解释后，壮壮再也没有将圆珠笔当成"一次性用品"使用了。

愿家长们记住卡尔威特的名言："节约是人生的一大美德。"自小培育孩子的这一美德，有益于孩子健康心理的形成，从而惠及一生。

细节 39
宝宝成了节约模范

## 细节❹⓿
# 普通话与方言，一种也不能少

彤彤 5 岁了，被父母接往北京上学。入学没几天就出现了问题，一直在广西奶奶家生活的彤彤，满口乡音，与说普通话的周围同学交流困难，甚至成了小伙伴取笑的对象，只要彤彤一开口，就会引来一阵奚落的笑声。

与彤彤同龄的眉眉生活在上海，自能说话起就受到父母的熏陶，一口流利的普通话可与电视台的播音员媲美，然而假期一到乡下外婆家做客，面对周围的方言只有保持沉默的份了。虽然她也想学着说说上海话，但一出口就给人以听老外说汉语的感觉，别扭死了，最终不得不放弃。

两个例子提示父母，对于孩子来说，普通话与方言应该是"熊掌与鱼兼得"，放弃任何一种都可能影响人际交流与社会适应能力，给他们的健康成长以及日后的事业发展蒙上阴影。

☺普通话教育从出生后开始

普通话以北京语音为标准，以北京话为基础方言，以典范的现代白话文著作为语法规范，已成为中华民族的共同语言。应该说，将普通话作为孩子的最佳母语教育，乃是父母的唯一选择。理由至少有 4 点：

❀理由 1　普通话有利于宝宝的语音发育，而方言则弊端丛生。首先，幼儿先学方言会"先入为主"，混淆普通话语音，如说上海方言的幼儿容易将"铅桶"说成"开桶"。其次，方言语音的使用限制了普通话语音的掌握，如上海方言不翘舌，"四"、"是"不分；四川方言中，"湖南"、"湖蓝"相混；江西方言中，"发钱"、"花钱"一样……一旦孩子说惯了方言，就很难区别并掌握那些先前不区分的语音了，从而给正确学习普通话带来困难。再次，方言语音的使用也会增加孩子学习语法的难度，如在量词和名词的配对方面，普通话与方言相差很大。以上海方言为例，"凳子"、"椅子"、"桌子"都用"只"计量，"汽车"、"自行车"、"卡车"、"缝纫机"都用"部"计量；而普通话中，只说"一把椅子"、"一张桌子"、"一辆自行车"，故幼儿往往用方言中的量词来取代规范的量词，导致语法错误频频出现。

❀ 理由2　普通话能促进宝宝的语言学习，有助于早说话、多说话。不知你见过这样的宝宝没有，论年龄也有两三岁了，却难以开口说话。原来，孩子的家庭成员语言不统一，各说各的方言，如父亲说湖南话，母亲说四川话，而祖父祖母却一口上海腔，致使处于模仿成人语言阶段的幼儿无

所适从，不知道哪个发音是正确的，只好跟谁在一起就学谁的话，最后落个一套完整的语言也说不清的结果。有关专家的研究发现，家庭语言环境过杂，多种方言并存，会对孩子的语言发展产生负面影响，甚至发生语言障碍。深圳市可谓"重灾区"，据一家机关幼儿园统计，幼儿语言障碍的发生率接近20%，表现为吐词与要表达的意思不统一，发音不准确，音调和韵律混乱；另外，有近1/3的儿童出现轻微的语音问题，表现为在与老师交流时，需要一边听讲一边猜测来理解。道理很简单，这个年龄段的孩子尚处在语言发育的关键期，正努力学习把声音符号与周围事件联系起来，过杂的语言类型会打乱这种联系，孩子迟迟说不了话或者发生语言障碍就是顺理成章的事儿了。如果家庭成员与老师都用普通话，这种情况就完全能够避免。

❀ 理由3　普通话教育可为宝宝入学、升学打下良好的基础，因为普通话语音与书本语音一致，孩子阅读、

理解、作文都很便捷。如果孩子说的是方言，阅读又用普通话，其间便有了隔阂，从而影响学习效果，考试成绩（特别是语文）也会受到株连。

   ❀ **理由4**　宝宝学说普通话能增强音乐感。原因在于普通话分为四声，抑扬顿挫，音调丰富，朗朗上口，幼儿准确掌握音调的能力随之增强。美国心理学家研究发现，在婴孩期学说普通话的儿童，与学英语的同龄孩子比较，更能发出准确的音调，还能准确读出名字及分辨音乐调子，因而建议美国家长也让孩子学学中国的普通话。你瞧，洋人都尝到学普通话的妙处了，作为国人还犹豫什么呢？

   也许有人会说，干脆将普通话与方言教育同时进行，两条腿走路岂不更好？可你要知道，母语教育最好选取一种语言，多种语言混杂可引起孩子听觉混乱，模仿困难，结果每种语言都不准确。因此，在两三岁口语发展的敏感阶段，将普通话教育列入孩子的语言教程，对培养"能说会道"的孩子非常关键。

## ☺方言也不可丢弃

   说了这么多普通话的好处，是不是就该遗弃方言土语呢？答案是否定的。从大局上讲，虽说要建设文明、高效的社会，推广普通话十分必要，但方言毕竟是承载华夏几千年文化积淀的文化母乳，所包涵的文化养料是只有不到60年历史的普通话所不能代替的。方言不仅是文化的外在表征，更是民族文化的根基所在。方言的多样性表明了中华文化的多元性，而文化多元性又是民族文化发展的前提与原动力。换言之，抹杀了方言就等于毁掉了民族文化的发展潜力与势头。

   从局部上看，方言与故乡紧紧联系在一起，一句家乡话就能使陌生人变得熟悉与亲密，方言交谈往往充溢着乡情、友情与亲情。孩子可从方言中吸取具有地域特色的文化养料，提升对家乡的荣誉感以及对父母乃至祖辈的感情。据媒体报道，马来西亚的华裔官员前不久还大力倡导客家文化，鼓励孩子学说华语与方言。迁居他国多年的侨胞都如此看重方言，我们还有什么理由剥夺孩子学习与运用方言的权力呢？

不过，要让宝宝学好、说好方言，也不是一件轻而易举的事情。由于普通话的推广与普及，不少人尤其是孩子对方言产生了误解，认为方言土俗难听，上不得台面，耻于学说。因此，父母要身体力行，以身作则，培养孩子对方言的亲和力，让他们愿说、肯说、会说。

同时，可让宝宝多收看地方电视台、电台的方言节目，给他们一个学方言的蓝本。如同说普通话越标准越好一样，学说方言同样有一个标准问题，说得越准确效果就越好。另外，家庭要与幼儿园、学校配合，教孩子唱唱民歌、民谣，听听地方戏曲，尽量拓宽学说方言的渠道，也有一定的促进作用。

总之，给方言在人际交流中以应有的位置，让宝宝在掌握普通话的同时，尽可能多地传承本土的方言文化，应该是家庭教育的重要内容之一。两者如何把握呢？专家强调，母语教育只能选取一种语言，非普通话莫属，而其他语言教育，包括方言乃至外语，要等到孩子渡过语言发育敏感阶段后再进行也不迟，大概在三四岁上幼儿园后，目的是减少对普通话学习的干扰。

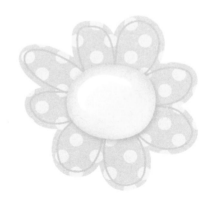
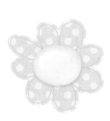

细节 10

普通话与方言，一种也不能少

## 细节 ④①
## 培养宝宝的时间观念

环环是个出了名的慢性子，做什么事都要比妈妈的要求慢半拍。就说早晨起床吧，如果妈妈没管她，穿衣服足足能花掉 1 个小时。吃饭也是慢腾腾地，一家人都放下碗筷了，她还在那里边吃边看娃娃画报。妈妈看在眼里急在心上，常跟她讲要抓紧时间，浪费时间等于浪费生命，可环环却满不在乎，总说时间多的是啊。

环顾周围，恐怕不只环环妈妈才有这样的无奈吧，受困于孩子磨蹭的父母大有人在。追根溯源，孩子未能适时建立起时间概念，对时间缺乏认知为其主因。其实，人的时间概念并非与生俱来，而是需要后天培养，而培养的关键期则在 3 岁之内。时间概念涵盖了科学地安排时间、计划用时间、讲究效率以及自控能力等方面，既是对成人的要求，也是孩子的培育目标。如果父母能帮助孩子达到这个目标，就等于给了他一个充满知识、力量、聪明和美好的人生开端，对其良好生活与学习习惯的养成，以及日后适应集体生活以及未来学校生活都具有重要意义。具体的培养方法，可分为 3 个年龄段，让孩子逐步成为时间的主人。

☺ 出生 ~ 1 岁：灌输秩序概念

发育特点：此阶段的婴儿，主要依靠生理上的变化产生对时间的条件反射，这也是人生最早的时间知觉的表现。当孩子呱呱坠地后仅 1 个月，即对新环境逐步适应，会随妈妈的安排而产生初步的时间"概念"，如肚子饿了，便知道喝奶的时间到了，这种对吃奶时间所产生的条件性反应，是由"生物钟"所提供的时间信息形成的。吃奶后一段时间要排尿，会哭着要妈妈或保姆调换尿布；吃饱、睡足以后又哭着要求大人抱起逗乐；玩累了又会自动入睡……如此反复循环。换言之，这个年龄段的孩子对时间的认知，主要依靠自身的"生物钟"来完成。

父母的做法：

❀ 顺应宝宝的生物钟　宝宝出生后不久，已能形成按时吃奶、睡眠、玩耍等生活规律，此乃自身"生物钟"作用的结果，大人应"顺水推舟"，按照孩子的生理需求来安排吃、喝、拉、撒、睡，不要刻意调整他的作息时间，以免造成生活混乱。否则，孩子就不可能对时间建立条件反射，也不可能建立良好的时间概念。

❀ 灌输秩序概念　让这个阶段的宝宝学习数字与时钟的概念显然太早，但他已能理解诸如"妈妈先跟我打招呼，然后给我喂奶，然后给我洗澡"一类的秩序概念。因此，周岁之内是向孩子灌输秩序概念的最佳时间。如果你随意改变计划，以致秩序被打乱，他们就会以发脾气甚至哭闹的方式进行"抗议"，并拒绝合作。为此，你在为孩子做事情的时候，不妨同时讲述过程，如"现在我们穿鞋，然后上公园去"；需要做另一件事了，应提前给予提醒，如"故事讲完后，就是洗澡时间啦。"让孩子从秩序概念中"理解"时间概念。

❀ 帮助宝宝以活动来区分时间段　一般到了1岁左右，孩子的睡眠时间逐渐减少，除了吃、睡外，还多了活动时间。这时，父母可以着手调整他的作息了，如固定白天玩耍、睡午觉的时间，晚上陪他进行较安静的活动，如看画报、讲故事等，作为睡眠前的信号。让他初步感知用玩耍、睡眠等活动来区分"白天"与"黑夜"。

☺ 1～2岁：使用形象化计时工具
发育特点：周岁以后，宝宝能自

由行走了，手也能做点小事情，还能用简单的语言表达心愿，对时间的认知能力有了快速发展。自然，他们对几点几分的数字化时间仍然没有印象，但已经能够认识一些特殊活动的时间了，如午餐时间、睡觉时间等。此外，可能他还知道1周有7天，如果你告诉他这一天不用上班，他还可能说出这是周末。

父母的做法：

❀ 指导宝宝用动作与语言来建立时间概念　如每天早上，孩子会爬起来要求穿衣；随后指着毛巾要洗脸、洗手；走到桌边要吃早餐；爸爸妈妈上班了，他会挥手说再见；晚上累了会走到床边要求睡觉。慢慢地，你会发现，他不需要大人指点而自然去做，表明他已经形成"运动定型"。而"运动定型"将为他养成遵守时间、做事不拖拉的好习惯，打下坚实的基础。

❀ 带宝宝出游　带宝宝出游并将出游活动的过程，用语言描述给孩子听。比如，现在我们到车站乘坐公交车去公园，然后回家吃午餐，之后一起做游戏……让孩子理解时间的相对概念：现在、之前、之后等等。

❀ 使用形象化计时工具　比如计时器、闹钟等，先要设计好，时间一到就发出声响，孩子会做出反应："哇，时间到了，我要快一点。"也可以选用图像化的挂钟，如以十二生肖代表数字的钟，父母可用它来提醒孩子："当短针走到'老虎'的时候，你就要把饭吃完哦。"此时期的孩子思维还停留在具体形象化阶段，将抽象的时间具体化为声响与动物，更容易为他所理解，教育效果也会更好。

☺ 2～3岁：制订合理的作息时间表

发育特点：两三岁开始，宝宝的时间概念积极形成，言谈中越来越多地使用与时间有关的字眼。他们对时间的认知局限于与事件的联系上，总是借助于大自然与周围环境的变化（如季节与昼夜的变化），以及生活中的具体事例作为指标，将吃饭、睡觉、看电视、做游戏等视为时间概念的指针，生活作息尤其在他对时间的理解上起着决定性作用。在他的眼中,"早晨"就是起床的时候或天亮的时候,"白天"就是游戏的时间,"下午"就是午睡起来之后等。而到三四岁时,他就能知道白天、黑夜、早上、晚上,甚至今天、明天等时间概念了。

父母的做法:

❀ 尽量用宝宝能理解、最熟悉或亲身经历过的事情或事物来教他认识时间　如给孩子说"下午三点钟我们去动物园",他可能无法理解,若换成"睡好午觉后我们去动物园",他就知道是怎么一回事了。由此类推:不说"早晨"而说"太阳冒出山头的时候";不说"晚上"而说"电灯亮了的时候",抽象的时间就变得活生生的了。

❀ 有意识地使用时间词汇　虽然孩子时间概念的发展大都跟不上他对时间词汇的掌握速度,但学习使用时间词汇却能增进他的时间概念。为此,父母可以有意识地在孩子面前使用时间词汇,如"你今年两岁,明年就三岁了哦"、"明天是星期六,我们去外婆家"等;也可教孩子唱一些和时间有关的儿歌,如"太阳公公起得早,我们大家来做操"、"雪花飘,冬天到"等。

❀ 制订一个合理的作息时间表　制订时间表来指导宝宝有条不紊地执行,以便养成作息规律的习惯。如早上7点起床、7点半吃早餐、8点自由活动、12点吃午饭、午睡1～2小时、自由活动、下午6点或6点半吃晚饭、晚上8点半上床睡觉。最好自己动手做一个只有时针的大时钟,与孩子一起画一些简单的图画,如床、面包、玩具等,或者是用现成的贴纸,分别贴在时钟的相应位置上。如在7点半处贴上面包,表示吃早餐;在10点处贴上玩具,表示是游戏时间;在晚8点处贴上床,表示睡觉时间。既醒目又形象,孩子一看便知。

❀ 督促孩子严格遵守时间　无论是画图、玩玩具,还是做游戏,都要按时开始,按时结束,从小养成守时、遵时、惜时、对时间有紧迫感的习惯,避免日后做事"慢吞吞"、"拖拖拉拉"。

细节//培养宝宝的时间观念

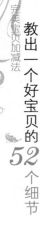

# 细节 42
## 身边处处皆课堂

　　宝宝一天天长大，能跑能跳了，该让他学习知识了。何处学习呢？幼儿园或是学前班？如果你这样想，说明你的视野太窄了。放开你的眼界吧，生活中的每个细节都可能成为宝宝学习的教材，须知身边处处皆课堂哦。

　　☺ 汽车：移动的课堂

　　情景模拟：爸爸稳稳地操着方向盘，"雪铁龙"缓缓地移动在柏油路上。6 岁的军军一边呼吸着郊外的清新气息，一边听身边的妈妈指点山水、烟囱、庄稼、行道树……军军第一次感到好多新鲜的东西从眼睛、耳朵往心里奔涌。晚上，他一连写了三则日记。爸爸妈妈惊喜不已：最怕写作文的宝贝儿子竟"一反常态"，变得"下笔如有神"了。

---

### 点　评

　　如今拥有小汽车的家庭越来越多，不仅给大人带来了生活的快捷与方便，也为孩子的教育增添了一间"移动的课堂"，军军写作文的变化就是最有说服力的例子。其实，汽车这间"课堂"很广阔，可以向孩子传授更多的知识。请看以下 3 种情境：

❁情境1 　教宝宝认识交通指示牌、回家的路线，了解有关的交通法规。就说交通指示牌吧，标示的桥梁、隧道、急转弯等符号，会让孩子耳目一新。至于"绿灯行，红灯停"、"宁停3分，不抢1秒"等驾车规则，也会在孩子稚嫩的心灵里播下安全的种子。

❁情境2 　教宝宝观察、识别各类车辆的标志，了解小轿车、公交车、消防车各自的独特功能，丰富孩子的社会知识。

❁情境3 　教宝宝通过汽车牌号认识不同的地区。如"京A"是北京的车子，北京是中国的首都；"川A"是成都的车子，成都是四川省的省会；"川B"是四川绵阳的车子，绵阳在成都的北边等等，使孩子轻松地接受了地理知识的教育。

☺家中：处处是教具

情景模拟：爸爸买回3盆植物，好奇的甜甜跑了过来。爸爸说这叫吊兰，问甜甜3盆植物之间有何不同。甜甜仔细观察了一阵，说叶子的颜色不一样，中间这盆的叶边是黄的，右边这盆的叶边是白色的，左边这盆的叶子中间是黄白色的。爸爸满意地点了点头，告诉儿子：颜色不同名字也不一样，黄色叶边的叫金边吊兰，白色叶边的叫银边吊兰，中间呈黄白色的叫玉心吊兰。吊兰不仅美化房间，而且可净化室内的空气，一般房间摆上1盆吊兰，就能将空气中的吸烟烟雾以及建材散发出的有毒气体吸收殆尽，对健康很有益。另外，吊兰的根和全草也是难得的中药，具有清肺、凉血止血等功效，李时珍的《本草纲目》早有记载，李时珍是咱们古代的医药学家啊……甜甜听得津津有味，竟忘了去看卡通片"米老鼠"了。

点　评

　　甜甜的爸爸借助于吊兰这件"教具"，将植物学、药物学以及环保知识融为一体灌输给孩子。不妨设想，如果将此法扩大，餐桌、家电、温湿度计、时钟等家常用品都可能成为吊兰一般的"教具"。

❁ 情境 1　餐桌上告诉宝宝各种食物的名称、来源以及烹调方法，认识米饭、馒头与稻、麦之间的关系，搞清饺子与汤圆的区别。

❁ 情境 2　让宝宝参与洗刷衣物，告诉他为什么要分类清洗，指导其往洗衣机中正确地放衣物、洗衣粉等，培养其爱劳动的意识。

❁ 情境 3　提醒宝宝定时观察温湿度计，了解温湿度计的原理以及室内温度、湿度的变化与人体的感觉变化。

❁ 情境 4　认识时钟，并按照钟点学习、活动，树立时间意识，养成按时作息的好习惯。

❁ 情境 5　进行简单的英语练习。如早上用英语向父母问好"Good morning"；洗手时用英语"Please wash your hands"（请你洗手）；吃饭时，告诉孩子米饭（Rice）、鸡蛋（Egg）等的英语名称，培养孩子学习英语的兴趣。

❁ 情境 6　与宝宝一道看电视，鼓励他提问，给他讲解节目中的新奇事物。

❁ 情境 7　与宝宝一起读书，搂着你的孩子，让他自己翻书，了解他对故事中事物的看法，询问他希望接下来发生什么，或者让他讲一部分故事。

❁ 情境 8　教宝宝认识冰箱、电视机等家用电器上的商标，包括汉语拼音或英语。

☺ 餐厅：塑造小"绅士"形象

情景模拟：贝贝头回进餐厅，妈妈选了个比较隐蔽的角落。告诉儿子，餐厅属于公共场合，进餐要学会礼仪。比如落座仪态要优雅，身体挺直，两脚齐放在地板上。服务生送来的湿毛巾，只能用来擦手。筷子上残留食物不要去舔，与人交谈时要暂时放下筷子，不能一边说话，一边像指挥棒似地舞着筷子。不要把筷子竖插在食物上面，也不要敲打碗碟。用勺子取食物时不要过满，以免溢出来弄脏餐桌或自己的衣服。不要将勺子塞到嘴里，或者反复吮吸、舔食。不要大声喧哗，以免打搅其他的顾客……

　　☺银行：金融知识的启蒙地

　　情景模拟：刘先生为儿子在银行开了一个教育储蓄的户头，儿子收到的生日贺礼以及压岁钱，除留下少量应对必要的零花外，余额存入银行。前几年都是刘先生代办，如今儿子5岁了，该学着"自力更生"了。头几回，刘先生让儿子看自己办理业务的过程，了解基本的存款业务程序，以后则尝试让孩子操作，自己在旁边指点。

　　另外，为宝宝介绍银行的类别，如工行、农行、建行等的异同，了解银行的主要职能，除了存款、贷款外，还销售国债以及各种基金等理财产品，为孩子的金融知识启蒙。

细节12  身边处处皆课堂

167

☺ **超市：体验商业交往的规则**

情景模拟：每逢周末，戚女士到超市购物都带着女儿。前两年，女儿还小，她将超市宣传单上的物品图片剪下，叫女儿根据图片取物，以后只要列好清单，女儿就可照单选购了。现在，女儿已经是小学一年级的学生了，对超市购物已经具备了初步的计划性与条理性，比如，能够大体判断家中需要哪些物品，能向超市管理人员礼貌地询问并请求帮助，能在大人的帮助下完成从架上取物、查看保质期、直到付款的全过程了。

---

**点 评**

超市是商业交往的场合，从选购到付款蕴涵着一整套商业交往的基本规则，并涉及多学科知识。你可教孩子学习以下本领：

❀ 情境 1　根据家庭的经济条件与生活需要，判断哪些食品该马上购买，哪些可缓一缓，将钱花在该花的地方。

❀ 情境 2　会看营养标签，标签上注明了食品的营养成分及含量，也标出了添加剂的名称及比例，如防腐剂、辅料等，并据此判定是否合格食品，增强辨识假冒伪劣的能力。

❀ 情境 3　会看食品批号、出厂日期、保质期等，懂得制造日期越近的食品越新鲜，防止过期食品危害健康。

❀ 情境 4　比较同类物品的质量与价格，初步了解购物省钱的技巧。

晶晶一边饶有兴趣地盯着电视荧屏上的动画节目，一边津津有味地品尝着自己的手指。妈妈啪地打了一下他的手，用命令的口气斥责："不准吃手！"晶晶慌了神，立马停止了吸吮。可妈妈一转身，又要将小手指伸进口中。爸爸看在眼里不动声色，只是向他努努嘴，又摇摇头。晶晶不好意思地笑了笑，将手指缩了回来，直到动画节目结束，他都未再吃过手。

妈妈失败而爸爸成功了——这就是"暗示教育"（像爸爸那样）的魔力，比起命令式的强制方式（像妈妈那样）更容易被宝宝所接受。

"暗示教育"指父母用语言、动作、表情等间接方式，通过激发宝宝无意识的心理活动，在轻松愉快的气氛中接受自己的意见或要求，是一种与爱和本能密切联系起来的早期教育方法，对宝宝的影响力不仅是即刻的，还是长期甚至终身的。美国一位叫做马丁的教育专家做了一项调查，几乎90％在品质、意识和智力方面有杰出表现的人，在其童年或少年时期都受到过来自亲人的积极暗示，最多来自母亲，其次是父亲、祖父母等等。换言之，父母学会在日常生活中进行恰到好处的"暗示教育"，对培养宝宝的性格、学习和生活习惯以及品质都有出乎意料的良好效果。

☺ 6种暗示大解析

❀ 眼神暗示　父母用眼睛把要说

的话以及态度传达给宝宝。从心理学的角度看，眼神是一种无声的语言，比用嘴说能更细腻清晰地表达感情。

举例：晚餐后爸爸教桥桥看卡通图片，可桥桥的眼睛虽盯着图片，两只小手却在玩弄新买的玩具熊。爸爸停了下来，看着桥桥的小手。桥桥突然明白了什么，乖乖地将玩具熊放到了一边。

❀**表情暗示** 人的表情能传达多种信息，比如赞许、激励、批评、否定等，比眼神更具有明确的表现力。

举例：阿姨来家拜访，送给雷雷一盘动画光碟，雷雷不知道该收下还是该拒绝，犹豫不决地看着妈妈，妈妈含笑点头，雷雷立即双手接过，并说了句"谢谢阿姨"。

❀**动作暗示** 父母用体态语言把自己的想法表露出来，使宝宝从大人的动作中领会该怎么做。

举例：座钟整整响了9下，佳佳仍旧坐在电视机前，没有离开的意思。妈妈站了起来，将佳佳床上的小枕头摆正，小被子铺开。佳佳知道该睡觉

了，不得不有些不舍地离开。

❀**榜样暗示** 父母垂范，给宝宝树立榜样。

举例：爸爸买回一袋苹果，妈妈先将最大最红的挑选出来拿给奶奶。兵兵看在眼里，就在剩下的苹果中选了两个较大的拿给妈妈与爸爸，一家人都欣慰地笑了。

❀**情境暗示** 用新的情景转移宝宝的兴趣与注意力。

举例：周末，爸爸正在伏案修改设计方案，阳阳却在案前又叫又跳，妈妈厉声叫停了好几次都无效果。妈妈改变了方法，蹑手蹑脚地走进室内，俯在阳阳耳边小声说："别吵着爸爸了，跟妈妈到客厅玩吧。"阳阳看看神情专注的爸爸，又看看小心翼翼的妈妈，顺从地点了点头，室内随之安静下来。

❀**语言暗示** 父母不用言语直接表态，而是采取一种迂回的方法，用讲故事、打比喻、作比较等方法把观点巧妙地"点"出来，让宝宝心领神会，在一种柔和的气氛中接受教育。

举例：慧慧嘴有些刁，对餐桌上的菠菜、芹菜等绿叶蔬菜不屑一顾。这天，夫妻俩趁慧慧在一边玩积木，有意大谈吃蔬菜的好处。妈妈说："芹菜好，能长个哦，瞧你长得多高，我看慧慧就像你。"爸爸跟着说："菠菜也不错哦，你原来脸白白的，大夫说贫血，后来多吃菠菜不是就好了吗？瞧现在的脸红彤彤的，慧慧更像你。"小俩口一唱一和，渐渐地慧慧也开始热衷于绿叶蔬菜了。

在上述 6 种暗示中，语言暗示最普遍、最常见，对宝宝的影响力也最大。为了取得更好的效果，通常可将几种方法结合起来。比如，本文开头提到的佳佳爸爸，就是将眼神、表情、动作等 3 种暗示揉和在一起，因而取得了预期的效果。

### ☺ 对消极的心理暗示说"不"

不过，并非所有暗示都能获得正面的效应，滴滴妈妈的教训堪为"前车之鉴"。原来，滴滴出生时不太顺利，产科大夫不仅给滴滴吸了氧气，还说滴滴以后可能出现智力问题，一份担忧从此游荡在妈妈的心头，害怕滴滴真的成了弱智。在妈妈强烈的"关注"下，果然滴滴入托、入园一直到学前班，其表现似乎都要弱于同龄的孩子。妈妈在不安的心理驱使下，一遍又一遍地带滴滴去看医生，做智商检测。结果表明，滴滴既无病，也不存在弱智情况，智力完全正常。之所以会出现弱于同龄孩子的现象，相当程度上是暗示造成的恶果：先是产科大夫对妈妈的"可能出现智力问题"的暗示，然后妈妈又通过自己的嘴将弱智的暗示传递到滴滴心里，致使滴滴出现种种困扰。

显然，这类暗示误人子弟，让宝宝情绪低落，甚至产生自卑、自弃心理，心理学称为消极的心理暗示或不良的心理暗示。遗憾的是，这类不良暗示却充斥于日常生活中，父母不经意间的一句话或一个动作就伤了宝宝的自信力与上进心，给稚弱的心智蒙上阴影。以下"镜头"你不陌生吧：

❀ 情境 1　听到奶奶进门的声音，妈妈忙将桌上的水果收了起来。（不良榜样暗示：好东西不给奶奶吃，可能使宝宝滋生"不孝"的恶念。）

❀ 情境 2 进餐后，爸爸点燃一支香烟，斜依在沙发上惬意地吐着烟圈。（不良动作暗示：吸烟真舒服，可能诱使宝宝染上吸烟的恶习。）

❀ 情境 3 妈妈或爸爸捧起书本或伏案时皱起眉头。（不良表情暗示：读书或学习是苦差事，可能使宝宝日后害怕学习。）

❀ 情境 4 宝宝冷不防蹦出一句脏话，妈妈不但不制止，反而向爸爸夸耀：听见了吧，小乖乖的语言好丰富哦。（不良语言暗示：骂脏话是好事，可能使宝宝日后出口成"脏"。）

❀ 情境 5 宝宝在街上捡到了钱，妈妈高兴地说：运气不错，奖给你了。（不良语言暗示：捡了东西可以不还给失主，可能使宝宝养成将他人东西据为己有的坏习惯。）

❀ 情境 6 宝宝事情没做好，父母脱口而出："真笨"，"没出息"，"烂泥巴扶不上墙"。（不良语言暗示：你是个笨孩子，爸妈不喜欢，宝宝可能

真的以为自己笨，因而破罐子破摔。）

瞧瞧吧，消极的心理暗示危害多大！心理学家将其喻为宝宝心灵的腐蚀剂，一点也不为过啊。

☺ 学会积极的心理暗示

如果反其道而行之，必然会是另一番天地。以打预防针为例，宝宝大多会害怕，聪明的妈妈会说："打针有啥可怕，最多像蚊子叮一下，勇敢的孩子是不怕打针的。"在这种鼓励性的语言暗示下，宝宝往往勇敢地伸出胳膊。心理学家将这类暗示称为积极的暗示，在促进孩子健康成长以及良好性格和心态方面功不可没。

那么，什么是积极的心理暗示呢？专家认为，必须具备三大特点：

❀ 特点 1 首先是充满了真挚的爱，能给宝宝成长以动力。一位著名作家这样回忆他的母亲：几乎我一生下来，她就不断发掘我身上一些特别的东西，并总是以自豪的、不加掩饰的赞赏的口气说出来。比如，"这孩子太不一般了，他看一样东西总是目不转睛"，"瞧他的精力多旺盛，总是手

脚不停"，"不简单，吃这么苦的药都一声不吭"……其实，这些都是普通孩子共有的表现，但聪明的母亲却本能地将其一一描述成自己孩子不凡的禀赋，使他从积极暗示中不断获得成长的力量，终于成为著名的作家。

❀ 特点 2　其二是能引起宝宝身心愉悦，不产生反感。以语言暗示为例，任何时候都要以激励为主旋律，即使孩子做得不够好，也不能动用气话、粗口来发泄"恨铁不成钢"的不满。不妨将"没想到我会生出这么个笨孩子"、"扶不上墙的烂泥巴"等一类斥责性的话，与"相信你下次会做得更好"、"你一直都是最棒的，将来肯定有出息"等激励性的语言作个比较，你就不难发现，前一类虽然骂者

解气，可听者难过，孩子难免产生挫折感，而后一种则令听者愉悦，使孩子在自尊心不受伤害的气氛中，轻松地接受与理解父母的批评与教育，孰优孰劣不是不言而喻了吗？

❀ 特点 3　其三是实事求是，恰如其分，不是夸张、炫耀之辞，更不是对宝宝缺点的着意掩饰。如宝宝骂了脏话要及时制止或批评，捡了东西要鼓励他交给警察叔叔。

总之，积极暗示的核心是激励与赞美，像作家的妈妈那样。另外，借助于正面的童话与故事（如孔融让梨）、优秀的影视节目、为宝宝找一个好玩伴、家庭成员言行示范等，也都能发挥出良好的心理暗示作用，促使他在心理和心智方面全面健康地发展。

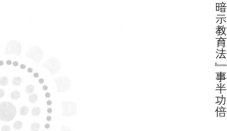

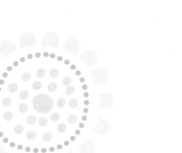

# 细节④④
## 宝宝 "厚脸皮" 怎么办

你有这样的孩子吗？嬉皮笑脸，不求上进，对于来自父母或老师的批评置若罔闻，我行我素？别急，看完本文你就知道该怎么办了。

☺ 巧招 1：培养羞耻心

旗旗就读于学前班，前天将小伙伴的图画书撕破，昨天又折断了同桌的铅笔，老师批评他，他却厚着脸皮满不在乎，气得老师直骂他"不害臊……"

心理解析：旗旗之所以成了"厚脸皮"，缘于没有羞耻心。羞耻心是一种以自尊为基础的道德情感，是克服消极因素、自觉抵制不良诱因的一种精神力量，一个发育正常的孩子应该拥有这种力量。儿童心理学家告诉我们，孩子的羞耻心是在自我意识的发展过程中逐步产生并发展起来的，最早出现在 3 岁左右，如果他做了错事，或听到别人的斥责，就会产生羞愧感，出现脸红、低头或逃跑躲藏等外部表情动作；5 岁左右，羞愧感不再体现在外部表情上，而是向心灵深处转移，内心充溢着不愉快甚至痛苦的情感体验，出现自责、自谴之心；6 岁以后，孩子羞耻心的发展更加明显，情感特征也愈加强化与成熟。

正常发育的宝宝都是遵循这一规律的，为什么会有旗旗这类例外的孩子呢？不适当的家庭教育难辞其咎，如父母迁就袒护，娇惯溺爱，错误地夸奖与赞扬（如孩子骂脏话"夸奖"

为语言丰富，欺负小伙伴"赞扬"为勇敢等），使正处于萌芽状态的认识意识发生偏差，缺少起码的羞耻观念与羞耻的情感体验，致使羞耻心未能形成，或虽已形成却很淡薄，脸皮变得越来越"厚"。

巧招化解：培养羞耻感，重建自尊心。

❀ 化解1　调整家教方式，引导宝宝认识并实践符合道德准则和行为规范的言行，引发他的羞耻心。

❀ 化解2　在日常生活中结合具体情境，以讲故事、做游戏、看影视节目等方法，向孩子揭示与灌输世间的是非、善恶与美丑，提高鉴赏力与识别力，诱导他逐渐从外部情感体验升化为自我否定的内在体验，以形成羞耻心。

❀ 化解3　心理学研究发现，三四岁的宝宝做了错事，在大人面前会感到羞愧，而五六岁的儿童在同伴面前也会感到羞愧。所以，将孩子及时送入幼儿园过集体生活，可让羞耻心得到正常的发展。

❀ 化解4　允许宝宝犯错，并给予说理与改正的机会，不可挖苦、讽刺、斥责、羞辱甚至体罚，否则会使孩子幼小的心灵受到创伤，进而磨掉他的羞耻心。

❀ 化解5　父母及家庭成员树立楷模，施以潜移默化的良好影响，强化宝宝的羞耻心。

☺ 巧招2：培养自信心

旺旺已经是小学一年级的学生了，可一直不求上进，考试排名总在最后两个名次上晃来晃去。爸爸问他怎么老是当班上的"尾巴"，他一副破罐子破摔的神情回答："反正有人要当尾巴嘛。"

心理解析：旺旺之所以破罐子破摔，在于丧失了自信心，失去了追求的目标，丢掉了上进的动力，对"当尾巴"习以为常了。而自信心的丧失固然与生来的个性特点有关，但更多的还是诸多"负面"生活经历所致。比如父母呵护过度，事事包办代替，扩大了孩子的依赖心理，限制了独立性的发展，削减了处事的能力；或者

细节11　宝宝『厚脸皮』怎么办

175

出于虚荣心或补偿心理，不考虑孩子的实际情况，为孩子制订了过高的培养目标，使其在屡次受挫中产生失败感，从而对自己失去信心；或者对孩子过分严厉，与其他孩子作不客观的横向比较（如用其他孩子的长处来比自己孩子的短处），因而经常采取批评、训斥等贬抑性评价，使孩子心生"技不如人"的感觉，严重挫伤孩子的自信心。另外，孩子锻炼的机会少，成功的体验少，无从感受到自己的能力，从而影响到自信心的形成。

巧招化解：将自信的种子播入孩子的心田，并让它开花结果。

❀化解1　给宝宝充分的爱，拥抱他、亲吻他、抚慰他。要知道，父母的爱是孩子获得自信力的最大源泉。

❀化解2　给予鼓励。从心理学上看，鼓励是一种认可的行为，而不仅仅是对其所取得成绩的奖励。比如孩子学画，尽管是涂鸦之作，你还是面带微笑地伸出拇指；再如，孩子学唱一首歌，尽管跑腔走调，你还是给他热情的掌声，他就会从中吸取到前进的动力。

❀化解3　不吝惜表扬。父母每天从宝宝的日常行为中，提炼出一两件做得好的事情给予表扬，令孩子产生成就感，从而提高自信心。因为每个人都会从别人的肯定中获得积极的情感体验，孩子也一样。

❀化解4　将选择权交给宝宝，如穿衬衫还是体恤，画硬笔画还是水彩画等，由孩子自主决定。目的是让孩子在一次次自我做主的同时，赢得建立自信的机会。

❀化解5　支持宝宝的安全冒险行为，在安全状态下探索新鲜事物，尝试各种体验，肯定会有多次失败，但失败的体验可以积累信心，亲身感受"失败是成功之母"的真谛。

☺巧招3：培养荣誉心

幼儿园里评选好孩子，阳阳一连三次都榜上无名，小伙伴们戴着老师奖励的小红花又唱又跳，可阳阳正眼都不看一下，自顾自地玩着电动车，一脸漠然的表情。

心理解析：阳阳的表现属于缺乏

荣誉感，而荣誉感与羞耻心、自尊心等个性特征又是一脉相连的，或者相辅相成，其成因与后果也都有很多相通或类似之处。

巧招化解：让宝宝知荣知耻，激发其荣誉心。

❀ 化解 1　像幼儿园那样，在家里每星期评选一次好孩子，如果评上了，就授予一朵小红花，增强荣誉对孩子的吸引力。

❀ 化解 2　当宝宝表现出不良行为时，父母可举周围或邻居的优秀孩子为榜样，做"荣誉性地褒贬"，让孩子建立荣誉感。

❀ 化解 3　带宝宝参加英模表彰大会。

❀ 化解 4　在宝宝室内贴英雄模范的照片。

❀ 化解 5　创造机会，让宝宝多与荣誉感强的伙伴交往。

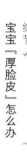

细节④⑤
# 宝宝小心眼怎么办

你的宝宝心眼小吗？比如动辄生闷气、与小伙伴斤斤计较、甚至嫉妒或记仇等等。如果真有也不必烦恼，看看心理学家的对症分析，化解策略也就应运而生了。

### ☺ 小心眼 1：爱生闷气

强强对电视情有独钟，遇到他所喜欢的节目非看不可，有时到了吃饭时间不让他看，他就坐着不吃饭，不说话，还掉眼泪，弄得父母不知所措。

心理分析：爱生闷气属于不良个性，而个性虽与神经类型有关，但并非与生俱来，主要源于环境造就，是后天日积月累的结果，年龄越大，个性越稳固，越难以改变，所谓"江山易改，秉性难移"是也。不过孩提时

代还是可以矫正的，将个性调理好了，生闷气的问题可望逐渐解决。

化解策略：

#### ☸ 策略 1

事前和宝宝商量，协商一个孩子能接受的约定。以看电视为例，在适当满足孩子的同时，商定好看电视的时间，并坚持按商定的规矩执行，孩子有了心理准备，就会减轻反感，避免生闷气。

#### ☸ 策略 2

宝宝生闷气了，要尽量化解。若一时化解不了，可试试转移他的情绪，让别的事情来吸引他。如果仍然不行，干脆不予理会，冷一阵子，孩子的闷气就会消散，再给他做工作。切忌随

意责罚，责罚不仅不能解决问题，反而可能使孩子气上加气。

☺ 小心眼 2：斤斤计较

晴晴虽然刚满 5 岁，但颇有点"竞争"意识，几乎到了斤斤计较的地步。比如荡秋千非要荡得最高，比小伙伴差一厘米也不行；幼儿园里新买来的小自行车，若不让他第一个骑，准会又哭又闹；考试得了第一，谁不向他祝贺，就骂谁嫉妒他。

心理分析：一般宝宝长到四五岁以后，竞争意识开始萌芽并日益强大起来，竞争虽然"残酷"，却是孩子健康成长不可或缺的精神"营养素"，可以学会评价自己和别人的能力；学会与他人相处（竞争也是人类交流的一种方式）；学会面对压力；学会自信；学会应付失败和成功；学会自我展现等。但如果竞争过头，像晴晴那样斤斤计较，就会走向反面，压抑宝宝的天性而导致偏执与自私，成为一个小气鬼。

化解策略：

❀ 策略 1

大人树立榜样，在日常生活中慷慨待人，包括家人、邻居或同事，做到谦让、忍耐、宽容、与人方便，对孩子发挥潜移默化的作用。

❀ 策略 2

为宝宝提供练习分享的机会。如买回来的糖果，要让他亲自分给家庭成员，与家人共享；或有意识地买一些需要几个孩子在一起玩耍的玩具，让他体验共同游戏的乐趣。让他懂得：与他人分享也是一种幸福。

❀ 策略 3

教宝宝尝试换位思考，启发他体会他人的心情。比如，幼儿园里的新自行车自己先骑或独占，其他小朋友会怎么想？互相谦让不是更好吗？

❀ 策略 4

鼓励宝宝参加公益捐助活动，多献爱心。比如，为贫困或生病的同学捐物捐钱等。

☺ 小心眼 3：爱嫉妒人

老师表扬了某个小伙伴做得好，没受到表扬的孩子可能会对他"另眼相看"，或是愤愤不平地盯着，或是故意冷落他、孤立他，甚至去捣毁人家的东西。雪雪就是一个典型，他在一次课间操时用脚绊倒一个小朋友，老师经过一番询问才知道，雪雪很不服气老师表扬那位小朋友做操做得好，故意让他当众出丑才暗中下手……

心理分析：嫉妒是一种"负面情绪"，几乎与生俱来。美国儿童心理学家斯坦贝格认为，嫉妒感可能最早出现在学步前的婴儿期。研究资料显示，有的不足周岁的婴儿看到母亲给其他婴儿哺乳时，就出现心率加快、面色潮红等不安反应，甚至哭闹起来。当长大到学龄前的五六岁时，妒意会更频繁地袭上心头。至于上学以后，由于和小朋友进行多种"比较"的机会骤然增多，可能会遭到更多嫉妒感的折磨，只是随着年龄的增长，渐渐学会了"掩饰"而已。

化解策略：

❀ 策略 1

身教重于言教，大人首先为人处事要豁达大度，切忌小肚鸡肠，给孩子树立一个好榜样。

❀ 策略 2

不要对宝宝作不恰当的比较。每个孩子都有自己的独特之处，对不同的孩子作同样的对比既不公正也不客观。因为嫉妒往往来自不如别人的自卑感，故对比中的不当只能点燃孩子心中的妒火。

❀ 策略 3

帮助宝宝将消极的嫉妒转化为积极的动力，提升他的自信力。要让孩子明白自己落后的原因不在于别人，而在于自身。如果他一时还无法接受，家长不妨先赞扬他哪些方面做得好，待其情绪平静后，再和他一起分析哪些方面做得不好，还需要努力。这样逐渐将他向奋发上进的道路上引导，让嫉妒心转化为自信心，而自信心恰恰是扑灭嫉妒之火的最佳"灭火剂"。

☺ 小心眼 4：爱记仇

柳柳的铅笔丢了，向朋朋借，可朋朋也在用，便没有答应，柳柳咬咬牙，恨恨地想：下次也别想借我的！滔滔骑小车时，不小心碰了乐乐一下，乐乐"牢记在心"，待自己骑车时，也

"不小心地"碰了滔滔一下。

心理分析：都说孩子不记仇，并非包括所有的孩子，以及孩子的所有时候。因为孩子已有良好的情绪记忆，对于与情绪有关的事，往往记得很清楚，时间延续又比较长，因此记仇心理也是有的，只是轻重不等罢了。

化解策略：

❀ 策略 1

大人树立榜样，待人接物尽量大度些。

❀ 策略 2

对宝宝的记仇行为要给予批评。

❀ 策略 3

引导宝宝发展、珍惜小伙伴之间的友谊。

## 细节❹❻
## 帮助宝宝建立正确的是非观

"强强，让明明玩会儿如何？"

"不！这是我的。"

3岁的强强把积木揽在他的小胳膊里，拒绝得如此坚决，没有任何商量的余地。妈妈只有叹息：哎，这孩子真倔。

强强倔吗？其实，他只不过是坚持按照自己的想法和行为方式做事而已，因为这种想法和做事方式真实地体现了他心目中的是非观。

在一般父母的心目中，两三岁的宝宝只知道吃喝拉撒睡，能哄得他不哭不闹就不错了，还能有什么是非判断能力呀？实际上是小看了他的心理能力。儿童心理学家告诉我们：就在他懵懵懂懂、咿咿呀呀，尤其是欢笑或发怒时，已开始了对外界人和事的观察与认识，有了一定的是非观念。只不过限于认知水平，这种是非观念尚处于萌芽状态而已，与成人比较具有不少弱点：

☺ **弱点1**

看待人和事物绝对化，不是对就是错，没有中间状态，也没有商讨的余地。比如看一个人，要么是好人，要么是坏蛋，好人永远是好人，坏蛋永远是坏蛋，不会有什么变化。

☺ **弱点2**

在利益面前以自我为中心。一方面，他们非常尊重规矩，认定规矩不容破坏，哪怕只是一个游戏规则。另一方面，如果规矩和自己的利益发生了冲突，他们会毫不犹豫地把规矩抛在脑后。这种自我利益第一的意识，被心理学家称为"相对快乐主义"。强强之所以拒绝让出积木，原由之一就是"相对快乐主义"在起作用。

☺ 弱点 3

不容易接受他人的想法，或者难以考虑别人的感受，固执己见，这种状况一直要持续到上学以后，才会逐渐懂得"换位思考"。症结在于孩子对世界和人生的概念还只局限于家庭和个人，没有能力去考虑别人的感受。

☺ 弱点 4

对于是非的分辨没有自己的判断标准，而是看父母的反应：比如他做完事后大人很高兴，他就认为自己做对了；如果大人不高兴，他就认为自己做错了。由此可见，父母的"脸色"对于孩子是非观的建立十分重要。

弄清了两三岁宝宝的心理特点，帮助他建立是非观的措施也就应运而生了。心理学家建议你从以下细处做起：

☺ 措施 1

统一是非标准，在饮食、排便、睡眠、卫生、礼貌等方面建立良好的规矩，并严格执行。父母、祖父母以及外公、外婆要一致，不能各搞一套，以免造成孩子认识的混乱。比如，他睡醒之后躺着自己玩，是对的，大家都给予鼓励；如果没缘由地哭闹（排除饥饿、尿片打湿等因素），就是错的，谁都不要理他，他就会逐渐知道并理解"错"的概念了。

☺ 措施 2

让宝宝在切身感受到的矛盾冲突中学会分辨是非，如当他攀摘公园里的花木，在客人面前大吵大闹，在商店里嚷着要这要那，与小伙伴争抢玩具等时候，就是教他分清是非的大好时机。父母不妨先叫孩子自己谈谈孰是孰非，再进行有针对性地启发和引导，指明什么是对的，什么是错的，对与错的界限在哪里……心理学家强调，从孩子切身经历的矛盾冲突中提出是非问题来加以区分，是帮他分辨对错，进而增强辨别是非能力的一种最有效的方式。

☺ 措施3

父母要善于利用自己的"脸色"。刚才说过，宝宝对是非的界定主要看父母的表情，一般从出生后2个月开始喜欢"察言观色"，6个月以后逐渐对成人用表情和语言表示的称赞和责备出现反应。而这个年龄段也正是孩子的是非感与道德观开始形成的时期，故父母要充分利用好自己的"脸色"，对他的行为加以肯定或否定，不要随意让心情来左右脸色的变化，为正确是非观的建立奠定良好的基础。

☺ 措施4

丰富孩子的生活，给他更多的实践机会。比如，用招手的动作表示"你好"、"再见"，教他不争抢小伙伴的玩具、不攀折公园的花木，以养成良好的行为习惯，并从中一点一滴地

明确与建立是非观。再如，创造冲突环境，让孩子去经历一些自然的是非冲突，并练习如何解决纷争。在玩游戏时，鼓励孩子改变规则，用不同的方法去做这个游戏。要让他们明白：规则并非绝对不能改变，但改变规则不能只考虑自己一个人的利益，需要参与游戏的全体伙伴同意，从而树立集体主义意识。如果孩子发生了利他行为，父母要不吝表扬。另外，父母一定要谨言慎行，为孩子树立仿效的榜样。

☺ 措施5

随着宝宝的增龄，父母有针对性地讲一些他能理解的故事与童话，并和他一道谈论故事中的人物，把谈论的重点放在做错事情的人身上，让孩子认识到人不会永远都好，也不会永远都坏，可以随着事情的变化而改变。

# 宝宝是个"小气鬼"

多多有了一辆崭新的电动车，吸引了好几个邻居的孩子，都想亲手玩一玩。这可急坏了多多，两手紧紧抱着电动车，连声喊叫："不行，这是我的，我的！"小伙伴们都失望地回家向各自的妈妈"告状"，多多很快就成了远近闻名的"小气鬼"。

其实，像多多这样的"小气鬼"可多了，试看你周围的两三岁的小宝宝，有几个不是"多多第二"？"小气"的表现形式也是形形色色。

| | |
|---|---|
| 食物不肯给别人吃 | 某个孩子正在津津有味地吃着饼干，你若将手伸过去："给叔叔一块好吗？"回答肯定是"不" |
| 玩具不愿给别人玩 | 家里来了小客人，当你要求孩子将玩具让给小客人玩时，往往遭到反对，甚至小客人摸什么，孩子就将这件玩具拿走 |
| 独"占"妈妈 | 不让妈妈抱别的孩子，否则就生气，或者大哭大闹 |
| 受不得委屈 | 小伙伴不小心踩脏了他的鞋，他会马上翻脸，"不和你玩了" |
| 看到别人家喜欢的东西，哭闹着要把它拿回家，据为己有 | |

宝宝中这类"小气"行为实在太多太多，举不胜举。除了上述的诸多典型例子外，"小气"的宝宝大多还具有以下特点：做事爱讲条件；缺乏同情心；适应能力较差；嫉妒心强；做事比较犹豫，缺乏果断性等。

那么，天真无邪的小宝宝为什么成了"小气鬼"呢？原因很多，大致可归纳为内、外两方面因素。从内因上看，关键是与这个年龄段的心理特点有关。原因在于这个时期的孩子，其心理状态具有"自我中心性"，基本上是从自我出发来观察世界，受限于"自我中心"的思考方式，还没有能力考虑别人，只想到自己的感觉与需求。父母多有这样的感受：八九个月大的孩子都比较"大方"，常能将好吃的东西或好的玩具"慷慨地"拿给大人或小孩，可到了 1 岁以后，却一反常态，变得特别"吝啬"与"自私"。其实，是错怪孩子了，因为不满周岁的婴儿还不知道某一样东西只属于某一个人，他们没有物品归谁所有的概念。周岁以后则不然了，自我意识逐渐增强，开始懂得区分自己和别人的不同，对自己的衣帽、玩具、食物都能认识了，因而不许别人碰自己的东西，"我的"便成了他们的一句"口头禅"，这是符合这个年龄段孩子特征的正常表现。故周岁以内的慷慨行为与"大方"并无太大关系，周岁以后尤其是两三岁期间的"小气"也与大人的自私不能

等同，仅仅是这个年龄段独有的一段心理"小插曲"而已。要知道，孩子把东西都看成自己的并不表明他自私，而是一个学习新知识的信号，只有孩子先懂得了"所有权"这个概念，才能开始慢慢学习与他人分享。

至于外因方面，则多与家庭环境、家教方式、人际交往等有关。比如，家庭成员的"小气"行为与不良教育的影响；父母过于溺爱孩子，使孩子养成了独食、独玩等不良行为习惯；孩子缺乏交往，没有机会体验到与人分享的快乐；家庭经济状况不佳，孩子的一些要求未能得到满足等。

如何看待与应对宝宝的小气行为呢？刚才已经说过，这只是孩子两三岁期间的一段心理"小插曲"，一般在 3 岁以后会随着心智情感的发展与成长，逐渐变得大气起来。当然，必要的家教措施也要跟上，不能让这种思维方式发展与蔓延，否则孩子日后可能变成一个真正自私的人，而自私的人在社会上是不受欢迎的，即使他智商再高、能力再强，也是难有作为的。

因此，父母可从以下几个方面给孩子以具体的帮助：

☺ 方法 1

创造条件让宝宝结交朋友，多与小伙伴玩耍，尤其是多与大方的孩子交往，并有意识地引导他学习分享。如鼓励他将自己的玩具、图书和心爱的东西主动拿给小伙伴玩和看。当孩子真的这样做了，你应给予表扬与奖励，让他体验到分享的乐趣，得到快慰的心理体验，以促进其慷慨行为进一步发展。

☺ 方法 2

用讲故事、看画册等方式向孩子灌输与人分享的意识，如孔融让梨等。切不要用开玩笑的形式或语言吓唬孩子，比如"你不乖，妈妈不要你了"，或者"以后不给你买好吃好玩的了"等等。

☺ 方法 3

教孩子尝试换位思考，启发孩子体会他人的心情。比如，洋洋不让小伙伴碰他的电动汽车，大人不妨这样启发式地问他："洋洋，玩不到这个玩具难受吗？那你不准李阿姨家的桥桥玩，桥桥是不是也难受呢？"让宝宝体验对方的情感和需要，出自内心地愿意和对方共享。

☺ 方法 4

家庭成员树立榜样，特别是父母对孩子有着最直接、最持久的影响力，故在日常生活中首先做到慷慨待人。如在家里上敬老，下让小，夫妻之间不要斤斤计较；邻居家来借东西时，应热情地借给人家；主动把好吃的东西拿出来与人共享等。

☺ 方法 5

尽量为宝宝提供练习分享的机会，并加以正确引导。如买回来的糖果不要全部给孩子吃，要让他亲自把糖果分给家庭成员；与家人共享；或有意识地买一些需要几个孩子在一起玩耍的玩具，让他体验共同游戏的乐趣。当然，也不妨允许孩子有一点保留的空间，比如某些特殊玩具可以不给小伙伴玩耍，让他更容易获得心理上的轻松感与满足感。

## 细节④⑧
# 强化宝宝的自我保护能力

生活中不断有孩子遭受厄运的传闻，诸如溺水、烫伤、车祸、被拐卖以及遭受性侵犯等，令人扼腕。一份统计资料显示，平均每 6 个死亡儿童中就有将近 4 个丧命于意外伤害，意味着意外伤害已成为孩子的一大杀手，可谓触目惊心。

不妨看看国外。就说与我们一衣带水的日本吧，小学开设有自我保护课，第一堂课就是老师带着孩子们大喊"着火了，救命啊！"一类呼救口号，故孩子的安全意识一般都较高。举个例子，假如一个五六岁的日本孩子住进了宾馆，你猜他第一件事是干什么？绝对不会像国内的孩子那样忙着打开电视机，拿着遥控器选看符合自己胃口的节目，而是寻找安全出口。至于美国，学校里也有专门的课程，教孩子遇到地震、洪水、歹徒、诈骗等突发情况时，如何紧急应对。相比之下，国内孩子的自我保护意识何其薄弱，这大概也是意外事故造成的伤残乃至死亡率居高不下的原因之一吧。看来，借鉴国外经验，强化对孩子的安全教育已到了刻不容缓的时候了。

☺ **考考你的宝宝**

安全教育的目的在于帮助宝宝建立忧患意识，增强自我保护能力，因为自我保护能力是孩子健康成长的最基本能力之一。那么，你的孩子具备了多少这种能力呢？不妨用美国教育专家的试题考考他，让你胸中有数。

| 情境 1 | 宝宝独自在家，有人敲门，声称"修电话"，孩子拿起电话确实没有声音，从门镜里也看到来的人携带有修理工具，他会怎么应对敲门者 |
|---|---|
| 情境 2 | 宝宝从一家门前走过，屋里有人招手，说："快来看呀，这只小狗多可爱呀！"他会接受邀请欣然前往吗 |
| 情境 3 | 宝宝与大人上街，突然找不着大人了，他是自己找还是找警察叔叔帮忙 |
| 情境 4 | 家里的水龙头坏了，正在流水，他怎么处置 |
| 情境 5 | 宝宝不小心划破了手，伤口正在流血，他只是一个劲儿地啼哭、束手无策吗 |
| 情境 6 | 祖父祖母或外婆外公突然倒地，既推不动又叫不醒，他会打急救电话吗 |

一般情况是，宝宝的答卷大多得不了高分，甚至可能不及格，表明你的宝贝自我保护能力较差。但你也不必着急，赶紧采取措施，补上安全教育这一课，"亡羊补牢"不算晚哦。

### ☺ 安全教育 4 原则

儿童教育专家提醒父母，安全教育要遵循四个原则，方能取得实效。

❀ 原则 1　从小抓起，让宝宝幼小的心灵一点一点地积累防范意识，养成自我保护的习惯。比如，孩子开始学习用筷子吃饭时，就要提醒他不可将筷子叼在嘴里玩，否则可能招致筷子戳伤喉咙的严重后果；开始走路时提醒他看清路面，防止跌伤或撞伤；随着年龄的增长，教他出门前关好门窗，再看煤气灶是否关严，电源是否拔掉，水龙头是否拧紧，以避免意外发生等。

❀ 原则 2　自我保护教育的内容很多，父母要从实际出发，在生活中随时进行教育。最好通过看电视、听故事，或孩子亲眼所见的遇险事例进行讲述，以加深他的印象。讲述的自我保护方法与措施一定要简单、具体，要让孩子听得懂，做得来。必要时进行实地演练，比如大人或孩子划破了手，如何使用碘酒、酒精、创可贴等，大人可手把手地教孩子学会操作。

❀ 原则 3　对宝宝的安全既要关注，又要敢于放手，必要时可有意识地设置一些情境来锻炼他。如带孩子外出时，有意短时间地离开他，在他看不见的地方观察其反应，针对他的应对情况进行纠正与指导。

❀ 原则 4　多让宝宝接触社会，多了解一些社会上不健康、有危害的现象，以增强他的识别能力与应对技能。

☺ 自我保护——从五防做起

首先要让宝宝学会并掌握最基本的自我保护技能，比如记住自己的姓名、家庭住址和电话号码；记住父母的姓名及工作单位；学会拨打紧急呼叫电话，包括火警电话、匪警电话、自家电话等；寻找安全地带，如学校或派出所等；对陌生人保持警惕，不回答陌生人的问话，不接受陌生人的东西，不跟陌生人走，不让陌生人进自己的家；上学、放学，或串门、逛公园尽量走大路，不走僻静的小路，如要走僻静的小路，最好与其他孩子结伴而行；懂得交通规则，知道怎样安全过马路，认识安全标志，以躲避危险；单独在家，如有陌生人来访不要开门，可以对来的人说父母很快就回来，等大人回来后再请他进来。即

使是认识的人，也不要随便开门，以免上当受骗；掌握一些应急的办法，如大声呼叫，大声哭喊，找警察、保安等。

另外，要教育宝宝树立忧患意识，对意外事故牢牢把握住一个"防"字。

❀ 一防火　火是最不安全的因素之一，因火而伤甚至丢命的先例数不胜数，故父母要向宝宝灌输一些防火的知识。如教育孩子不能玩火，也不能将火柴、打火机等火源当玩具玩耍；不准随意触摸家用电器的插座；用炉火或煤气灶要严格按照操作规程使用；热饭、烧水要随时留意观察；家中可预备一些灭火器材，如灭火器、灭火粉，并教会孩子使用。一旦出现火情，要用正确的方法灭火，如立即关闭电源或煤气灶的阀门，并打开门窗，呼唤邻居、行人帮助灭火，同时迅速拨打火警电话。

❀ 二防水　家里流水也会造成灾难，原因不外乎水龙头损坏、水管破裂等。除了教育宝宝平时不要用坚硬的物体敲打或砸撞水管，以防破裂外，

要让孩子熟悉家里水源的总开关位置，一旦流水先关闭总开关。如果拧不动，可呼喊邻居帮忙。另外，告诉孩子，在外遇见有人落水时，不可冒然跳入水中救人，应将救生圈或者其他可以漂浮的东西扔给落水人，同时大声向周围呼救。

❀ **三防煤气** 每年都有煤气中毒的悲剧发生，寒冷季节尤甚，故教给宝宝预防煤气中毒的常识很重要，尤其要让孩子掌握使用炉火和煤气灶的方法。屋里要经常通风换气，冬春季节也不例外。提醒孩子在家里感到不舒服，如闻到了异味时，要赶快打开门窗，检查炉火有无熄灭、煤气灶有无泄漏，并及时请邻居帮助查看，或给父母打紧急电话。

❀ **四防拐卖** 社会上一些不法分子四处流窜作案，以拐卖儿童为营生，大多在孩子单独行动时下手，谎称认识孩子的父母或亲友，以带孩子出去玩或买东西为诱饵，拐骗孩子。父母要明确告诉孩子：不能跟陌生人到任何地方去，即使是认识的人也要先告诉爸爸妈妈，并得到同意才行，如果有人强制行动就大声呼救。

❀ **五防性侵犯** 家有女孩的父母要格外警惕，特别是妈妈要教给孩子"自护"的知识与技能。如不给陌生人带路（可以指路），无论他给什么好处也不要跟陌生人走；不把家门的钥匙放在显眼的地方；放学回家晚或路远，最好结伴而归；独自一人在家要锁好门，有陌生人叫门不要开；遇到坏人拦截要大声呼喊，并向父母、老师报告；如果不幸遭到强奸，应立即向公安机关报案，并告诉父母，进行恰当处置。

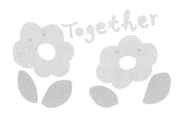

細节 48 强化宝宝的自我保护能力

191

# 细节④⑨
## "破坏"后面的心理奥秘

沙发罩掀掉了，电话听筒掉到地板上，小汽车成了一堆零件……孩子搞"破坏"可谓乐此不疲。奥秘何在？看看以下几个案例，真相便可大白了。

☺ "我太想知道那是什么了"

情景再现：那是什么啊？白白的，还能盛饭盛菜？壮壮想着，从碗柜里拿出一个往地下摔。一声脆响，妈妈刚买回的瓷碗便碎成了几块瓷片。妈妈既心疼，又无可奈何。

心理奥秘：壮壮摔碎瓷碗，或拆开小汽车，不外乎想用自己的小手揭开陌生事物之迷，或想检验一下自己的能力。这乃是孩子绝大多数"破坏"行为的动机，他们对这个陌生世界充满了好奇与求知力，比如总想弄明白不停转动的大座钟里到底装了什么？电视机里是否真有个会讲话的小人儿？的确，一只价格不菲的瓷碗是打碎了，可孩子通向崇尚科学、勇于探索未知世界之门也打开了。道理很简单，孩子的大脑需要不断地得到新信息的刺激，你满足了他对新刺激的需求，他不仅心头高兴，而且学到了新东西，使脑发育得到了新的促进。

应对办法：

❀ 办法 1　为宝宝提拱一个良好的活动空间，尽量满足他的探索心理。为了减少"代价"，不妨将贵重的东西收藏起来，给他一些安全的低廉物品，任凭他去"研究"与"琢磨"。

**※ 办法2** 新买回的玩具，尤其是价格较贵者，可先拆开让宝宝观看，同时给予讲解，让他弄清其中的奥秘。

**※ 办法3** 让宝宝当"检修工"。你在修理家中物件的时候，可以邀孩子参加，对于那些没有危险性的部分，还可以教他亲自动手。看清了这些物件的秘密，他就不会再去随意拆卸了。

**☺"抽屉怎么不经拉哦"**

情景再现：爸爸妈妈总往抽屉里塞东西，可究竟是些什么宝贝呢？晓晓一定要看看。可他拉抽屉的时候，劲儿用过了头，抽屉翻倒了，东西撒了一地。

心理奥秘：宝宝处于发育阶段，能力还很幼稚，其脑、眼、手之间的配合不协调，大脑分析事物的判断能力不足，以致在判断时间和空间的距离、物体重量和体积的程度等方面不准确，因而是一个"笨拙"的探索者。以对力量的使用为例，他在四处碰触探索的过程中，会由于手脑配合的不协调而产生许多"危险动作"，如将抽屉拉到地下，把桌子上的杯子打翻，

或是把玻璃瓶打破……如此种种，心理学家称为无意破坏。随着孩子动脑、动手能力的提高，破坏性行为可逐步减少或停止。

应对办法：

**※ 办法1** 不要责怪甚至惩罚宝宝，因为这是一种"无意破坏"，责任不在他的动机而在发育的不成熟上。

**※ 办法2** 家长发挥示范作用，帮助宝宝重新进行尝试。比如，孩子拉抽屉的力气用大了，不妨带他轻轻地多拉几次，让他体验从轻到重地使用力气，从中学会控制自己力量的技能。

**※ 办法3** 让宝宝在力所能及的范围内为"过失"负责，做好善后工作。如杯子打翻了，让他用抹布擦干桌子，玻璃瓶打破了，让他拿来扫帚打扫干净；对于所破坏的东西，凡是能恢复原状的，可要求孩子加以恢复和修补，大人可以提供相应的帮助。目的是要他建立责任感，做到"下不为例"。

**☺"撒撒气儿不行么"**

情景再现：添添最近一反常态，

从幼儿园回来就摔玩具、撕画册，父母训斥或责罚一通才算了事。

心理奥秘：孩子在幼儿园里受了气，或不顺心，回到家里就要发泄，将玩具当作了"出气筒"，意在唤起父母的同情与安抚。从心理学上看，孩子"释放"积压在胸中的"怨气"，是一种"自我心理调节"。如果像添添父母那样进行训斥与责罚，迫使孩子强行压抑不良的情绪，会加重他们的紧张焦虑，时间一长会影响孩子的神经功能，不利于身心健康。

应对办法：

❀ **办法 1** 允许宝宝发脾气，以便及时将心中的不快发泄出来，不可像添添的父母那样给予盲目的斥责甚至处罚。

❀ **办法 2** 正确引导，让宝宝逐步学会运用恰当的方式宣泄不良的情绪，以减少在宣泄情感时的破坏行为。

❀ **办法 3** 宝宝脾气发完了，父母要予以安抚，如亲密地搂抱或抚摸，再诱导或启发孩子将幼儿园里的不快讲出来，并给予分析，讲道理，帮助孩子建立正确的是非观念以及应对的方法，让孩子逐步以理性代替冲动。

☺ **"不要不在乎我哦"**

情景再现：军军在一边玩火车，今天他又打破了纪录，完成了好几个高难路段的运行，兴奋得直叫妈妈："快来看我的火车轨道啊！"可妈妈坐在电脑前，任凭军军怎么"邀请"，也没有转身投来一眼。军军迅速地在屋子里扫视了一圈，看到身后伸手能及的发财树，一把就抓了过去——他知道这下子妈妈不会无动于衷了，因为她说了很多次，绝对不许把树叶弄掉。

心理奥秘：宝宝不仅需要吃饱、穿暖等物质上的关怀，还需要精神上的呵护。因此，要像关注他的吃喝一样在乎他，回应他，特别是当他取得成功时，更要及时称赞与表扬。如果他得不到足够的重视，就会提出"抗议"，最常用的抗议方式就是"破坏"大人看重的物件。目的是提醒父母：千万不要不在乎我哦。

应对办法：既关注宝宝的物质需

求，也要满足其心理需要，只要可能，就要及时回应他们的呼唤与要求。

☺"大人也是这样干的呀"

情景再现："我的天！"妈妈一声尖叫从浴室传出，爸爸闻声跑过去，只见泉泉一脸委屈地站在浴缸里，手里握着一块滴滴答答的抹布。仔细一看，那块"抹布"竟是妻子心爱的真丝内衣。原来，儿子洗完澡后，满怀热情地用妈妈的"抹布"擦起浴缸来，要给父母一个惊喜。

心理奥秘：宝宝总想能像父母那样做很多事情，喜欢模仿大人的行为，乐于给爸爸妈妈提供帮助。但却受到能力的限制，结果"弄巧成拙"——

自己心目中的"壮举"，在父母眼中却成了一种"破坏"。比如，泉泉用"抹布"擦浴缸，却未能搞清楚抹布与真丝内衣之间的区别。

应对办法：

❀办法1　木已成舟，所造成的损失难以挽回，不妨克制自己，给宝宝一个友善的表情，赞赏孩子的初衷。然后拿出真正的抹布演示给孩子看，告诉他什么才是专业的清洁工具以及如何清洗浴缸，避免以后"鱼目混珠"。

❀办法2　提醒宝宝，做事前最好与爸爸妈妈"沟通"，取得大人的指导与帮助，以减少损失。

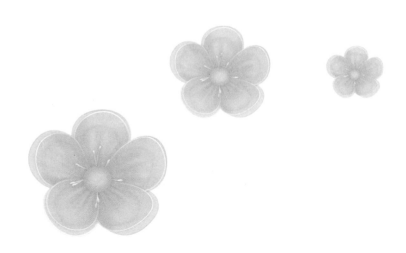

# 细节⑤⓪
# 宝宝也是"男女有别"

"男女有别"从新生命呱呱坠地那一刻起就已经存在了，并随着体格生长与心理发展而逐渐明显。那么，孩提时代的"男女有别"表现在哪些方面？父母又该从中得到些什么养育启示呢？

☺ 智力各有所长

❁ 现场实录　兵兵与玲玲比赛玩迷宫游戏，每次领先的都是兵兵。男孩比女孩的确要"智"高一筹哦。

❁ 行为解析　错！尽管男女的脑子结构不尽相同，导致智力上的差异，但这种差异是各有所长的，绝无优劣之分。不信，换个玩法，如比赛辨识彩图，则领先的就会是玲玲了。奥妙在于男孩善辨方向，故玩迷宫游戏兵兵总是领先；而女孩擅辨色彩，故辨识彩图则冠军非玲玲莫属。另外，女孩的语言能力强于男孩，而且天生爱说话。英国科学家的研究报告称，女孩自 2 岁起便比男孩更懂得说话，男孩 2 岁时平均懂得 44 个词汇，而女孩则懂得 52 个；即使是"龙凤胎"，女孩学习语言的能力也要强于男孩。

进入学龄期后，男孩的思维迅速向概括性和抽象性发展，而女孩则偏于思维的形象性。进入青春期后，女性的感受性仍比男性高，观察事物不仅细致，而且操作性活动掌握得快，准确性高；而男性则眼界较宽阔，概括能力强，思维具有创造性。因此，女孩的思维活动多倾向于复述、描述的形象性，对语文、外语、历史、地理、生物等科目比较喜欢和擅长；而男孩的思维倾向于抽象性和概括性，对数学、物理、化学等科目比较喜欢，容易获得好成绩。

在学习方法上，女孩善于模仿，倾向于照搬现成的东西，习惯于死记硬背，不善于提出问题，但观察仔细，作业认真，书写工整。而男孩肯动脑筋，善于思考，遇事喜欢问个为什么，学习比较灵活，思路比较开阔，但观察事物多注意整体而不注意细末，故作业往往粗枝大叶。当然，这些是从男女各自的总体倾向说的，不能绝对化，与总体倾向不一致甚至相反的男孩和女孩也有的是，但比例不高。

✿ 养育启示　两性的基因产生了不同的荷尔蒙，导致智力优势男女有别。父母应依据男女智力因素的不同，取长避短，因人施教，这样更有利于孩子的成长与成材。

☺ 男孩爱冒险

✿ 现场实录　带男孩出去玩，他总爱做一些如登高、从高处往下跳的危险动作，经常遭受父母的斥责。女孩则乖巧听话，经常受到父母的表扬。

✿ 行为解析　男孩子大多具有天生的空间判断能力，需要广阔的活动空间，通过带有一定冒险性的运动与攀爬来发展自己的大脑。

✿ 养育启示　父母不要束缚男孩的活动，应鼓励他多到户外奔跑或跳跃，因为各种感官的综合体验会带给孩子更健康的发展，你只要做好安全保护即可。至于女孩，3岁前都比男孩听话，不要急于称赞，过分乖巧可能养成胆小怕事的习性，最好创造机会与男孩一起玩耍，抵消性格中的怯懦成分。

☺ 男孩进攻性强

✿ 现场实录　朋友的女儿刚进房门，儿子就操起手中的"机关枪"，啪啪啪地来了一通"扫射"……真是个不懂礼貌的小家伙。

✿ 行为解析　男孩子在各个年龄段都倾向于进攻，奥秘在于攻击性行为可得到同伴的喜爱。美国心理学家一项涉及400多名儿童的调查显示，

宝宝也是「男女有别」　细节 *50*

攻击性强的男孩子在同伴中最受崇拜，而且社交广泛。推测男孩子内心可能有这样一种观点，即攻击性行为、受欢迎的程度以及控制能力是联系在一起的，他们将身体攻击当作一种社交策略来运用了。

☀ 养育启示　男孩进攻性较强，父母应教育他懂得自己的价值，并了解一些规范来约束自己的行为。好的电视节目与故事可以发挥示范与教育的作用。

☺ 男孩更固执

☀ 现场实录　爸爸带 2 岁的小男孩锐锐到公园玩耍，一见到高高的滑梯便被吸引住了，几次试着往上爬。爸爸告诉他还太小，玩不了滑梯。但锐锐好像没听见，准备再一次行动，爸爸不得不强行将他拉走。

☀ 行为解析　男孩喜欢尝试力所不及的事情，不像女孩那样心安理得地接受失败，也不轻易接受大人的帮助。明明知道做不到，感情上却不能够很快地接受，故而坚持不断地尝试。其实，这都是体内男性荷尔蒙——睾丸素发挥作用的结果，使其对情绪的处理比女孩子要慢好几拍。

☀ 养育启示　父母要相信男孩子的自我判断能力，给他足够的时间调整情绪，当他接受事实后便会自己离开。像锐锐的爸爸那样强行拉走，将会使孩子产生真正的失败感。

☺ 男孩依恋性更强

☀ 现场实录　军军离开娘胎已经一个多月了，躺在摇篮里东张西望，就是很少看妈妈。嗨，男孩不像女孩那样黏父母。

☀ 行为解析　其实，男孩的依恋性比女孩更强，尤其离不开妈妈，1 岁半之前是高峰期。之所以他很少看你的脸，那是他容易被别的事物所吸引，如移动的物体就比你的脸更有趣。从生理上看，男孩的大脑成长得比女孩慢，情感比女孩更脆弱，需要父母更多的关怀。另外，男孩独立生活的心理与能力发展也要慢于女孩，一般 3 岁左右的女孩已经做好了离开母亲的准备，而男孩平均要晚 1 年以上。

☀ 养育启示　1 岁半之前怎么宠

爱你的孩子都不过分，男孩尤其如此，父母特别是妈妈要特别注意多抱男孩，让他的肌肤得到触摸满足，获得足够的安全感。另外，要正确把握男孩上幼儿园的时间，以比女孩稍晚一些为好。

### ☺ 女孩更有同情心

❀ 现场实录　蝴蝶折断了翅膀，女孩子用双手捧起，小心翼翼地放在花枝上。男孩子捉到一只蜻蜓，先掐下翅膀，再掐下两只脚。

❀ 行为解析　女孩的同情心明显重于男孩，男孩则相对偏于"残忍"，乃是不同的荷尔蒙使然。缺乏同情心的孩子日后可能出现某种心理障碍，脾气暴躁，暴力倾向严重。

❀ 养育启示　将培养善良美德列入孩子的早期教育计划，重点是强化对男孩子同情心的教育与培养。

### ☺ 男孩子对痛苦更敏感

❀ 现场实录　孩子打针，如果是男孩，只要你鼓励他当小英雄，他会咬牙忍痛，最多眼眶里有泪花闪烁；女孩子无论怎么哄逗，一见针头就会哇哇大哭起来……

❀ 行为解析　表明上看，男孩子的痛觉似乎不及女孩，实际上比同龄女孩更敏感。那为什么打针不像女孩那样大哭呢？乃是被灌输了掉眼泪等于害羞，哭就不是男子汉的意识。但医学研究表明，哭泣是对心中不良情绪的最好排解，强忍泪水只会加重不良情绪的积累，进而危害孩子的身心健康。

❀ 养育启示　家长不要灌输"男儿有泪不轻弹"一类的意识，孩子潜意识中的消极情绪应该得到及时的发泄。要知道，男孩子对痛苦更敏感，让其自由表达感情，将会更快地学会驾御自己的感情。

### ☺ 男孩的听力逊于女孩

❀ 现场实录　你叫儿子吃饭，叫了好几遍，儿子依然要他喜欢的小火车，好像没听见。你生气了，好家伙，故意装聋作哑呀？

❀ 行为解析　你不必生气，儿子确实没听见。因为男孩的听力要逊于女孩，特别是在他专注地干一件事情的时候，根本听不到第二种声音。

**养育启示** 不要斥责儿子，你越是斥责，他越排斥这种陌生的噪音。正确的举措是：你走到他身边，蹲下来，握起他的手，看着他的眼睛，温和地对他讲话，让他同时获得视觉、触觉和听觉的刺激，他的注意力才会从其他事情转移到你的身上。

☺ **男孩爱用肢体语言表达情感**

**现场实录** 儿子对你有意见，或者心情不好时，常做一些敲门、扔物、喊叫等过激动作。你冒火了，大声训斥，父子俩开始嗓门大 PK……

**行为解析** 由于体内睾丸素的作用，2～5岁年龄段的男孩越来越多地显露出自己的个性特征，比女孩更容易上火、愤怒，需要表达与发泄。但男孩表达情感多用肢体语言，因而动手动脚，大喊大叫。女孩则多用口头语言"我很难过"等来表达。这是荷尔蒙不同导致的情感表达方式的差异。

**养育启示** 理解并宽容男孩的另类情感表达方式，给他发泄的机会，或者有意识地安排某些东西（如沙袋）让他捶打，事后再告诉他更好的表达方式是什么，让他自己去调整。训斥等压制的办法可能损害孩子性格的完善，应尽量避免。

☺ **女孩更易挑食**

**现场实录** 幼儿园里，进餐的时候到了，男孩子大多狼吞虎咽，很快就杯盘狼藉。女孩则瞻前顾后，对食物东挑西拣。

**行为解析** 男孩子好动，喜欢奔跑、跳跃和打斗，能量消耗大，故胃口好，食量大。女孩子相对安静，对热量的需求相对少些，加上视觉、嗅觉较男孩子灵敏，因而对食物更加挑剔，不容易接受新口味。

**养育启示** 给男孩子准备的饭菜应相对多于女孩，对女孩要注意防止挑食、偏食等不良饮食行为的发生。

☺ **技能探索各有侧重**

**现场实录** 幼儿园里买回的新玩具，优先玩耍权多被男孩所夺得，尤其对小汽车、小火车等玩具爱不释手。女孩则对洋娃娃等情有独钟，喜欢扮演妈妈的角色照顾娃娃。难道玩具也是"男女有别"么?

🎴 行为解析　你算说对了，由于男孩、女孩的技能探索不同，因而玩具也被打上了性别的印记。奥妙在于男孩子在睾丸激素的驱动下，对新东西特别感兴趣，喜欢将新买的东西拆开看个究竟，比较偏爱电视、车子以及电脑等能快速移动的物体。女孩子则受到雌激素的制约，对新东西有一定的畏惧心理，喜欢扮演妈妈照顾娃娃，对玩具比较爱护。

🎴 养育启示　根据性别为孩子挑选玩具，不要盲目仿效他人。另外，鼓励孩子接触他不太喜欢的玩具，有助于完善心理发展。

☺ 男孩适于运动减肥

🎴 现场实录　同样的运动方式与运动量，胖男孩体重下降了，而胖女孩依然如故。

🎴 行为解析　儿童肥胖已成为育儿中的一大难点。澳大利亚科学家以 106 名儿童为对象，研究了男孩和女孩的能量代谢以及体重指数后，发现了以下一些差异：男孩和女孩所消耗的能量均低于标准，男孩低于标准的 13%，女孩低于标准的 9%；关于儿童的体重指数，女孩的体脂高一些，而男孩的肌肉多一些；经常参加体育锻炼的男孩子，体重指数低一些；但经常参加体育锻炼的女孩，体重指数也偏高；不爱锻炼的男孩子体重超标，身体脂肪的百分比以及体重指数都高，而女孩的体脂与体育锻炼之间并无关系。

显然，体育锻炼在肥胖男孩中起着非常重要的作用，女孩却不然。与女孩肥胖最密切的因素目前尚不得而知，需要进一步从饮食、睡眠与运动等方面进行探索。

🎴 养育启示　男孩和女孩的肥胖原因有异，减肥措施也应有别，不能将男孩的方法套用到女孩身上。

# 细节 ⑤①
# 父母育儿方式大比拼

一般说来，女性富于感情，男性长于理智。正是这种性别差异造成的心理、行为方式不同，导致了父母在亲子教养的风格与方法上出现差异，有时甚至截然相反。那么，这种差异有哪些表现？如何使两者统一起来呢？请看本文为你解惑。

☺ 父爱、母爱各自的表达方式

只要你留心，会发现父母在育儿的诸多方面的表现不同，如教育内容、方法、手段等。本文列举几个常见的场景，看看父母是怎么做的。

❀ 场景 1

苗苗吹完两支生日蜡烛后几天，饶有兴趣地爬到了攀登架上。

妈妈的做法："宝贝儿，快下来，快下来！"妈妈情不自禁地大呼小叫，语气中充满紧张与担忧，同时三步并作两步地奔到苗苗面前，要将孩子抱下来。

爸爸的做法："真勇敢，不愧是个男子汉！"爸爸阻止了妈妈的做法，并许诺苗苗：如果能在攀登架上爬两格，就带他去儿童乐园。果然，苗苗在爸爸鼓励的目光中达到了目标。

解析：当孩子面临挑战或难题时，父亲往往鼓励孩子坚持，而母亲则担忧孩子还小而退却。显然，对于孩子独立、勇敢个性的培育，父亲的做法更胜一筹。

❀ 场景 2

萌萌已满 4 岁了，可做完游戏

后从来不收拾玩具，家里总是扔得乱七八糟。

妈妈的做法：每当萌萌游戏结束，妈妈便主动上前替她收拾玩具，目的是尽量让乖女儿玩得开心。

爸爸的做法：只要爸爸在家，就会要求萌萌将玩具收拾好，如果女儿拒绝收拾玩具，他会威胁说要把玩具扔掉。

解析：4岁的孩子应该学会整理物品了，爸爸的要求是对的，而妈妈的代劳显然属于溺爱之举。至于爸爸试图用奖惩的方式来激励女儿收拾玩具，也无不妥，只是不宜使用"扔玩具"一类的威胁性语言，而应与孩子约定：接下来的两三天，不能再玩这些玩具，除非能保证玩后收拾好。如果孩子表示错了，以后再也不将玩具遍地乱放，父亲一定要履行约定，不可食言。

❀ 场景 3

两岁的军军经常乱发脾气，无论是不想吃东西还是不愿穿裤子，他都会大吵大闹。

妈妈的做法：任凭军军如何吵闹，妈妈总是耐着性子，陪尽笑脸，说尽好话，但军军依然不依不饶。

爸爸的做法：首先是斥责，如果不行，就要动手打军军的手板，因为他信奉"黄荆棍下出好人"的古训。

解析：以军军这样的年龄，有点"挑衅"行为是正常的，来自于成长的力量。当孩子舞着小手说"不"的时候，他感到了自己的力量。父母应该理解这一点，绝对不可体罚，体罚不但不能教会他什么才是正确的，还容易逼迫他产生逆反心理。相比之下，妈妈的做法大方向是对的，不足之处是做法未能到位。不妨让军军多向大孩子学习，如自己吃东西、唱歌、做游戏等；当孩子发脾气时，可用讲故事等办法转移他的注意力。

❀ 场景 4

伟伟足足1岁多了，但不会自己开门，要他睡觉，只要把门一关他就"欣然从命"了。

妈妈的做法：妈妈觉得这样很安全，免得孩子到处跑而出事故，自己也省了很多麻烦，管理起来很方便。

爸爸的做法：爸爸觉得伟伟该到室外去"见世面"了，于是教给伟伟开门的方法。从此，伟伟睡觉前只要想到什么好玩的玩具就自己开门去拿，或者干脆在客厅做游戏。

解析：母亲只想到孩子怎样最安全，照顾孩子时自己能少操一份心，因而希望他对家里的机关一无所知，包括怎样开门等。而爸爸想到的却是如何尽快提高孩子的生活能力，懂得越多越好，包括从如何打开风扇，到怎样把光碟放进 DVD 机里，然后坐到沙发上观赏节目等。比较起来，爸爸的做法更有积极意义，妈妈的想法不免过于狭隘与自私，不利于孩子的健康成长。

❀ 场景 5

每到周末，6 岁的女儿晴晴都要打扫自己的房间，不达到窗明椅净不会罢手。

妈妈的做法：每当女儿打扫好了房间，妈妈总要给晴晴一点奖励，从糖果、玩具到人民币不等，因为女儿

懂得帮大人分忧了。

爸爸的做法：爸爸则认为这是孩子有能力而且应该帮父母做的，不应该给予奖励。

解析：两人的做法都有偏颇之处。先说妈妈，孩子主动做家务的确值得鼓励，但笼统地给予物质奖励，难免有"贿赂"之嫌，长此以往可能助长孩子对物质追求的欲望。爸爸呢？又太"吝啬"了，连一句口头表扬也不肯给予。应该说，孩子懂得为父母分忧，值得欣慰，进行表扬等精神鼓励胜过物质奖励。

☺ 父爱是培养宝宝的一种特别力量

首先要肯定母爱是宝宝健康成长的关键要素，如母亲与孩子的血肉联系从胎中即已开始，出生后又与孩子进行最初的情感沟通，对其人格的健康成长起着直接的引导与潜移默化的作用。另外，母亲还是孩子学习语言的最初刺激源，在孩子语言能力的发展和形成中至关重要。

不容讳言，母爱也有一些弱势甚至缺陷，比如软弱、胆小、意志力

薄弱等。因此，单纯的母爱对孩子是一种不全面的营养，必须得到父爱的中和、调整与补充。美国著名心理学家格尔迪有一句名言："父亲的出现是一种独特的存在，对培养孩子有一种特别的力量。"归纳起来，父爱至少能给孩子带来五大好处：

| 好处 1 | 父亲常以勇敢、坚毅、强悍、有魄力、意志坚强等男性特征影响宝宝，给宝宝以强大的生命激情和对事业的执著追求 |
| --- | --- |
| 好处 2 | 父亲教养宝宝的自觉性与目的性更强 |
| 好处 3 | 父亲通常能坚持原则，故能有效地规范孩子的言行 |
| 好处 4 | 为宝宝树立起"性别坐标"，让他从母亲与父亲的不同行为认识男性与女性的差异 |
| 好处 5 | 父亲以其较丰富的知识面、较深刻的理解与判断能力以及勇于探索的精神，帮助宝宝拓宽视野，发展认知能力与创造能力 |

总之，父爱对孩子的影响是全方位的，牵涉体格、情感、个性等方方面面，与父亲接触少或没有接触的孩子，其体重、身高、动作等的发育速度往往落后一截，普遍存在焦虑、自尊心低下、自制力弱等情感障碍，表现为抑郁、忧虑、孤独、任性、多动、依赖性强等，被专家称为"缺乏父爱综合征"。而治疗"缺乏父爱综合征"的唯一良方，就是改变父亲埋首事业，养儿育女成为妻子"专职"的传统育儿模式，让父爱回归孩子的身边。

☺ 父爱与母爱结合——完美的育儿方式

客观地说，父爱与母爱各有优势与弱势，最完美的方式应是两者的有机结合而达到高度统一。

首先，父母在行为方式上的差异可以互补，形成强有力的教育合力，避免由于"孤军奋战"而造成的力不从心。其次，父母共同承担教养子女的任务，考虑更周全，方法更全面，措施也更实际，避免单亲教育可能出现的主观性、盲目性与片面性，教育效果会"更上一层楼"。再次，父母携手还可使子女将父母的优点兼收并蓄，形成现代社会所需要的完善的人格和完美的气质，如使男孩既有男性的阳刚之气，又有女性感情丰富的特点；使女孩既有女性特有的温柔，又不失刚强的性格。

从实际上看，国人的亲子教育特点仍然是"阴盛阳衰"，即父爱相对缺乏，故需要强调父亲的参与，让父爱到位。为此，以下举措值得新爸爸们参考：

❀ 方法1 与妈妈一起出现在宝宝的视野中，不要让孩子的视野里只有妈妈的脸，以培育孩子对爸爸的情感与信任。

❀ 方法2 父亲平时多亲吻、拥抱、抚摩宝宝，特别是在孩子的生日、节日或有所成就时（如竞赛、考试取得好成绩时），宜用口头或书面语言表示祝贺与褒奖。

❀ 方法3 坚持每天与宝宝共度一段时光。格尔迪认为，孩子的记忆深处是父亲与他在一起的时光，如一起看电影、观球赛、旅游、野餐、游戏等。他们不仅从父亲那里享受到爱，而且能从中接受父亲的气质、情感、智力等方面的潜移默化的影响，为自身的心理与智力发育补充养分。

❀ 方法4 关心宝宝的思想与学业。抽出时间与宝宝一起讨论问题，讲故事，多方满足孩子的求知欲，勤于沟通两代人之间的感情。

❀ 方法5 加强训导。育儿专家詹姆斯·多布森认为：不敢训导孩子的父亲最终只能以惩罚来代替，惩罚只对小孩子起作用，对于大孩子只宜于训导。格尔迪认为，训导是父母给予孩子最贵重的礼物之一，爱的训导是教孩子如何做人。换句话说，父亲应以示范行为、讲道理等手段感化、引导孩子。当然，不能排除适当的惩罚，如停看电视、闭门思过、口头或书面检讨等，但切忌打骂或挖苦、嘲讽，以免损伤其自尊心。

教出一个好宝贝的52个细节

完美宝贝加减法

# 细节 52
## 双亲教育与隔代教育

　　年轻的夫妻致力于事业打拼，孩子由爷爷、奶奶或外公、外婆等祖辈来养育，这就是时下颇为流行的隔代教育。如何看待这种具有中国特色的教育模式呢？俄罗斯一位叫做季霍米罗娃的心理学家研究发现，与父母带大的孩子相比较，由爷爷奶奶带大者的创造潜力要高40%，而智力却要低10%。这种看似矛盾的结论，显示出隔代教育与双亲教育都有各自的优势与缺陷，症结在于两种教育模式存在的差异。具体表现在以下5个方面：

　　☺教育形式的差异：祖辈重养，父母重育

　　❀实例　乐乐兴匆匆地跑到奶奶跟前："奶奶，爸爸新买的动漫可好看

了，快教我看呀。"奶奶正忙着给宝贝孙子准备午餐，头也不抬地回道："奶奶可没那本事，也没那精力，管好你的吃喝拉撒就算大功告成了。"

　　❀点评　祖辈的教育理念比较滞后，大多认为教育是孩子上学以后的事，上学前主要是管吃管穿，保证孩子不饿、不冻就行，因而将精力与时间都花在了抚养上。其实，孩提时代既是体格生长的快速期，也是心智发展的黄金时间段，而心智发展与体格发育不尽一样，单靠吃好穿暖是难以到位的。不是有"三岁看大，七岁看老"的俗语吗？孩子呱呱坠地之时，就应是教育开始之日，爷爷奶奶那种待上学以后再说的观点早已过时了。

年轻的父母虽然重视教育，但注意的天平往往向智力方面倾斜，过分强调考试分数而忽略心理发展，也不全面。正确之举是养与育并重，不可偏废。

☺ 教育方法的差异：祖辈老套，父母时尚

✿ **实例** 外婆："蕊蕊，与外婆一起来玩过家家吧。"蕊蕊："不啦，妈妈给我报了钢琴班，我要到少年宫去学弹钢琴啦。"

✿ **点评** 祖辈观念老化，又大多喜欢安静，习惯用玩过家家一类传统的方法将孩子约束在比较安全的地方，客观上使孩子减少甚至丧失了认识世界、探究问题的机会，养成孤僻、沉默寡言的习性，显然有碍于心智的正常发展。年轻的父母则比较追求时尚教育，如带孩子旅游，参观各种展览，参加各类比赛，或者上绘画、钢琴、体育等特长班，较好地适应了孩子旺盛的好奇心与强烈的求知欲。不过，如果追求时尚过了头，很可能脱离孩子的兴趣与爱好，难以达到预期的效果。

☺ 教育内容的差异：祖辈陈旧，父母新潮

✿ **实例** 爷爷将背诵唐诗作为多多每天必做的功课，时间一长，多多难免滋生厌烦情绪。妈妈看在眼里，买回一台电脑，教多多上网，多多的兴致大增。

✿ **点评** 老人的阅历与素质参差不齐，有的偏重于教孩子识字、算题、背唐诗宋词；有的（特别是文盲或半文盲）则将市井流行的儿歌、童谣、谚语等粗俗的东西作为"教材"；更有甚者，一些山区或农村老人将鬼怪迷信以及江湖义气等灌输给孩子。实际上，单纯地认字或算数，对孩子的智力帮助并不大，婴幼儿期应以拓展观察力、联想力以及思维力为主。至于陈旧、粗俗甚至带有封建迷信或江湖义气的教育内容，则无异于精神污染，更不可取。

至于年轻父母，大多能与时俱进，教孩子接触电脑、网络、电子游戏机等科技含量高的现代项目，培养其爱科学的意识与兴趣，为日后的学习生活奠基。缺点是孩子容易成瘾（如网瘾），影响心理的健康发展。

☺ 教育态度的差异：祖辈纵容，父母严格

❀ 实例　进餐时候到了，军军却端着冲锋枪满屋跑。妈妈呵斥道："军军，赶快洗手吃饭，要不你就要挨饿……"妈妈话音未落，奶奶已端着饭菜赶了上来："乖孙子，快吃口饭，打坏蛋才有劲哦。"于是，军军在前面跑，奶奶在后面追，一顿饭吃了差不多1个小时才收场。

❀ 点评　祖辈因溺爱而迁就、纵容孩子，好处是给了孩子充分的选择和自我表现的空间，有助于创造力的发展；缺点也显而易见，容易导致孩子的依赖性增强，养成任性、自私、以自我为中心等不良的个性。年轻父母严格要求，甚至采取惩罚手段，虽然可以提升孩子的独立生活能力，却有扼杀孩子天赋的危险。

☺ 教育眼光的差异：祖辈感性，父母理性

❀ 实例　孩子睡前哭闹，奶奶或外婆的常用招数是抱在怀里轻轻摇晃，或者喂一颗糖。

❀ 点评　抱在怀里摇晃或者喂以糖果，可能收到一时之效，但后遗症却很明显，比如可能使孩子以后养成只有抱着才睡的习惯；给糖的做法就更糟糕，孩子含糖入睡不仅容易患上龋齿，而且有堵塞气管之风险。这种差异反映出了隔代教育的一个通病：祖辈趋于感性，以尽量满足孩子的暂时愿望为出发点，较少考虑这种满足是有益还是有害，缺乏长远的眼光。比较起来，父母更为注重孩子的长远利益，在考虑某个要求时，往往要斟酌对孩子的成长是否有正面效应。

☺ 找准平衡点，培养出身心健康的下一代

说到这里，双亲教育与隔代教育的差异你应该大致有数了。接下来的问题就是如何缩小或消除这些差异，解决办法只有一个：找准两者的平衡点，并有机地结合起来，才能培养出身心健康的下一代。

❀ 方法1　认清各自的角色定位。

在孩子教育这出大剧中，父母是责无旁贷的"主角"，要当仁不让地承担起教养的重任，如培养孩子的开创性精神，发现与引导其兴趣与特长，辅导文化课等。为此，应尽量利用下班、周末或节假日等机会，与孩子共处一段时光。至于祖辈，只能当"配角"，不能作"替身"，要积极创造机会让孩子和父母多接触，沟通感情。

**方法2** 取长补短，形成合力。祖辈受到历史的局限，思想偏于老化，教育方式与内容比较陈旧，但也有不少好的经验，如"若要小儿安，常带三分饥和寒"、"春捂秋冻"等观念就很有科学道理。另外，老一代人看重

的爱劳动、有礼貌、勤俭节省等品格，也是现代孩子所特别需要的精神食粮。为此，年轻的父母应虚心学习并接受这些育儿经，不要一概否定。

**方法3** 做好查"漏"补"缺"。年轻的父母要留心老一代人的教育，及时查"漏"补"缺"。如发现奶奶或外婆讲述鬼怪或迷信色彩较浓的故事，要及时提醒；被老人限制在室内的孩子，下班后尽量带其到户外活动，给孩子以语言和智力上的新鲜刺激，拓展视野，激发其思维活力。

**方法4** 祖辈可通过电视、报纸等媒体，接受现代教育理念，克服溺爱、护短等行为，力求与时代合拍。